豊富温泉《とよとみおんせん》ミライノトウジへ行こう！

アトピー・乾癬《かんせん》を癒す日本最北の温泉郷

編著
安藤直子
豊富温泉湯治ブック製作委員会

子どもの未来社

はじめに

この本を手にしてくださるあなたは、アトピー患者さんでしょうか？
それとも、乾癬《かんせん》の患者さん？
患者さんのご家族？　お友達？
それとも医療関係者の方でしょうか？
いずれにしても、アトピーや乾癬といったなかなか治りにくい皮膚病について、
深く考えざるをえない方なのではと思います。

私は、アトピー患者です。
この本をともに作成した仲間には、アトピー患者も乾癬患者も、
そのご家族、医療関係者、そして豊富町の方もいます。
私たちは、皮膚の悩みをよく知っています。
そのつらさをそっと和らげてくれる豊富温泉を、
一人でも多くの人に知ってほしいと思い、
みんなでこの本を作ることにしました。

もしあなたが長引く病で未来が見えない気持ちになっていたら、
この本を通じて、豊富温泉をちょっとのぞいてみませんか？

もちろん、豊富温泉は万能薬ではありません。
でも、あなたの皮膚の症状、心の痛みを軽くしてくれる力はあると思います。
そしてここには、同じ苦しみをかかえ、散々遠回りをしてから
たどり着いた仲間たちもいます。
湯治《とうじ》と言いますと、苦行僧的なイメージもあるかもしれません。
でも私たちはここで、みんなで希望を持ちながら病と向き合う
〈ミライノトウジ〉を目指していこうと思うのです。
あなたは決して一人ではありません。

私も以前は将来を悲観し、ひどく孤独を感じていました。
でも今はそうではありません。
アトピーも乾癬も大変だけど、不幸ではないから。
それを私に教えてくれたのが、この豊富温泉でした。
この本は、ここでいろいろな答えを見つけた私たちから、
あなたへのメッセージです。
そして、次はぜひ、豊富温泉であなたにお会いしたいです！

豊富温泉湯治ブック製作委員会メンバーを代表して
安藤直子

もくじ

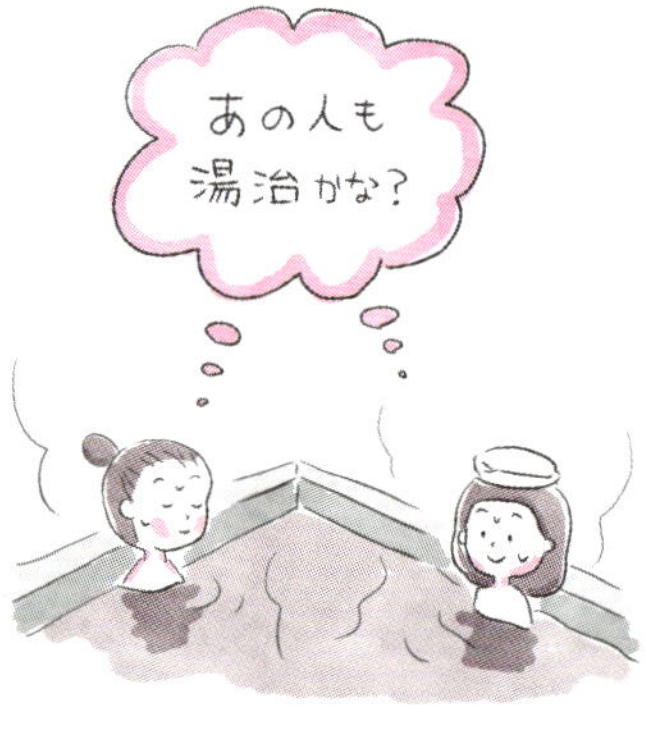

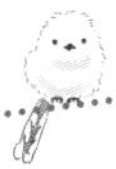

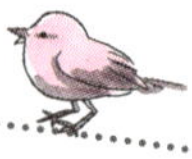

3章 温泉スタッフによる ミライノトウジ まるわかりガイド 117

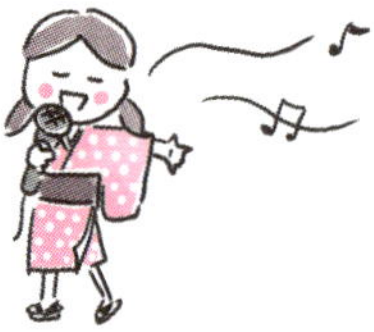

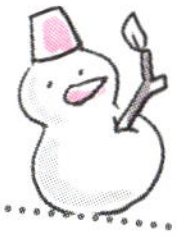

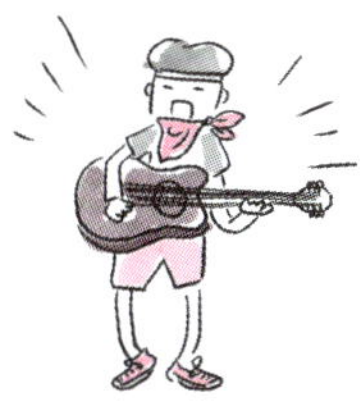

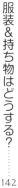

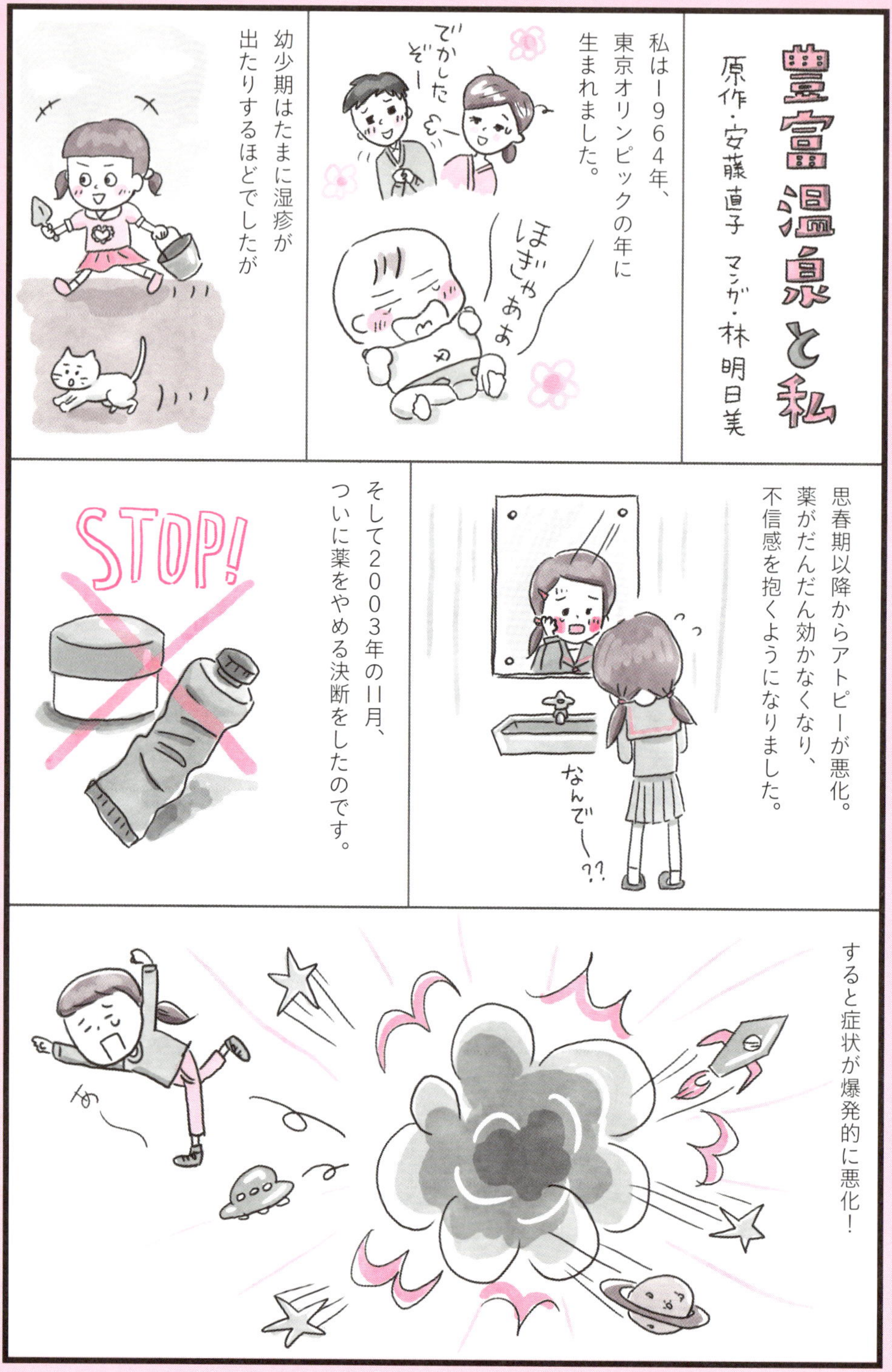
豊富温泉と私
原作・安藤直子　マンガ・林明日美
私は1964年、東京オリンピックの年に生まれました。
でかしたぞー
ほぎゃあぁ
幼少期はたまに湿疹が出たりするほどでしたが
思春期以降からアトピーが悪化。薬がだんだん効かなくなり、不信感を抱くようになりました。
なんで——??
そして2003年の11月、ついに薬をやめる決断をしたのです。
STOP!
すると症状が爆発的に悪化！
あ——

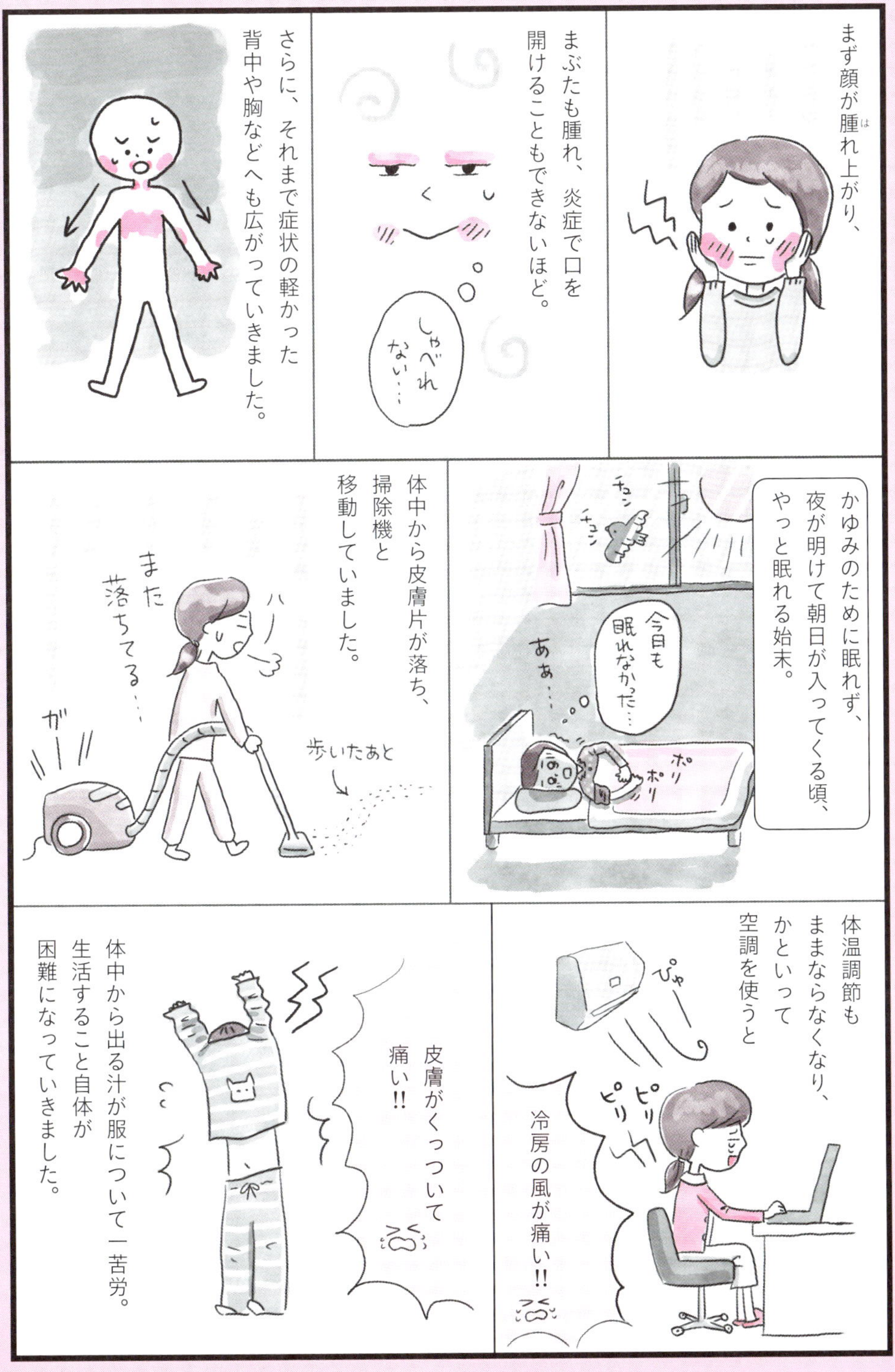
まず顔が腫《は》れ上がり、
まぶたも腫れ、炎症で口を開けることもできないほど。
しゃべれない…
さらに、それまで症状の軽かった背中や胸などへも広がっていきました。
かゆみのために眠れず、夜が明けて朝日が入ってくる頃、やっと眠れる始末。
チュンチュン
今日も眠れなかった…
ああ…
ポリポリ
体中から皮膚片が落ち、掃除機と移動していました。
ハー
また落ちてる…
ガー
歩いたあと
体温調節もままならなくなり、かといって空調を使うと
ぴゅー
ピリピリ
冷房の風が痛い!!
皮膚がくっついて痛い!!
体中から出る汁が服について一苦労。生活すること自体が困難になっていきました。

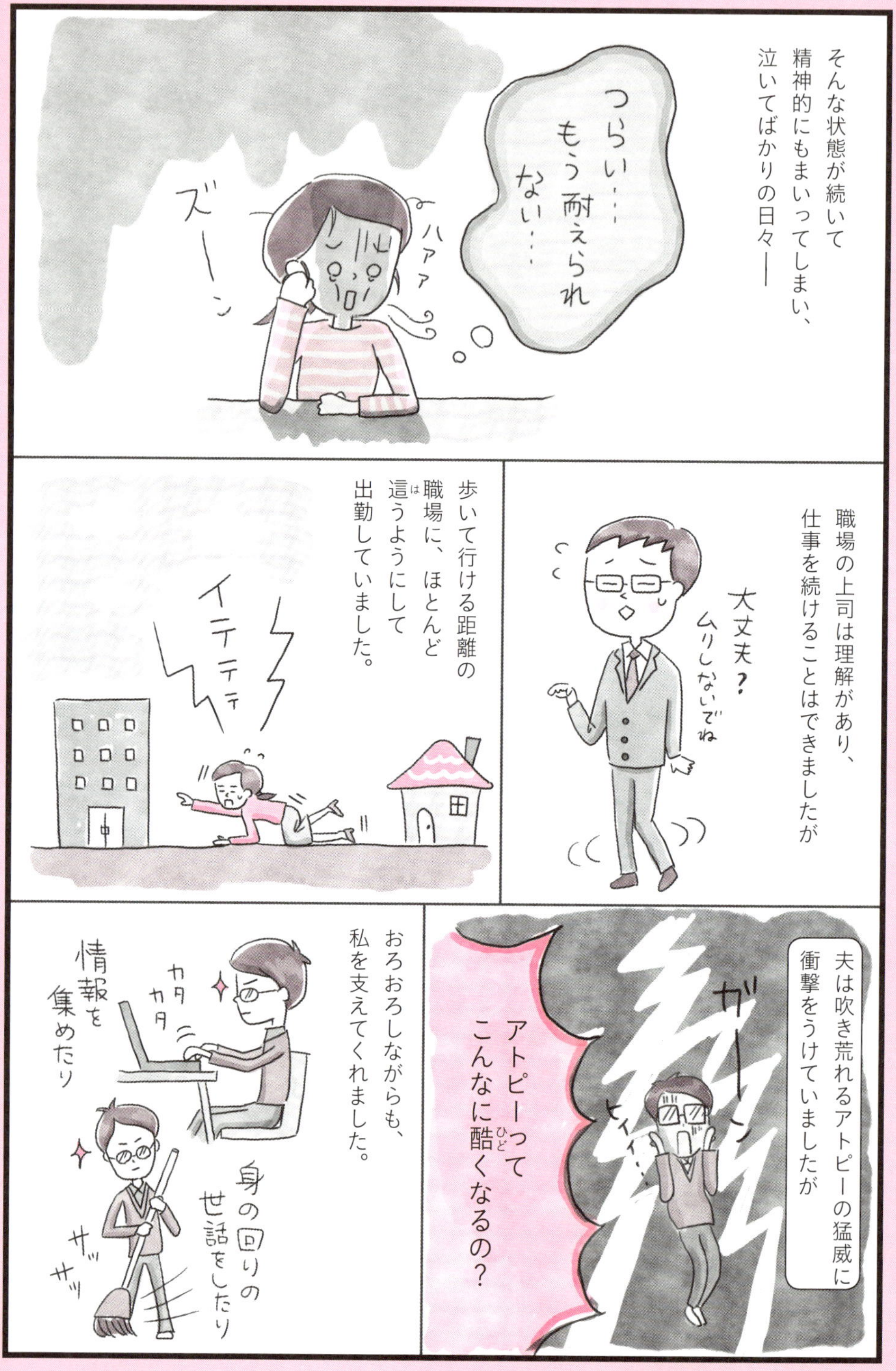
そんな状態が続いて
精神的にもまいってしまい、
泣いてばかりの日々――
つらい…
もう耐えられない…
ハァァ
ズーン
職場の上司は理解があり、
仕事を続けることはできましたが
大丈夫？
ムリしないでね
歩いて行ける距離の
職場に、ほとんど
這《は》うようにして
出勤していました。
イテテテ
夫は吹き荒れるアトピーの猛威に
衝撃をうけていましたが
ガーン
ヒィィ…
アトピーって
こんなに酷《ひど》くなるの？
おろおろしながらも、
私を支えてくれました。
情報を集めたり
カタカタ
身の回りの世話をしたり
サッサッ

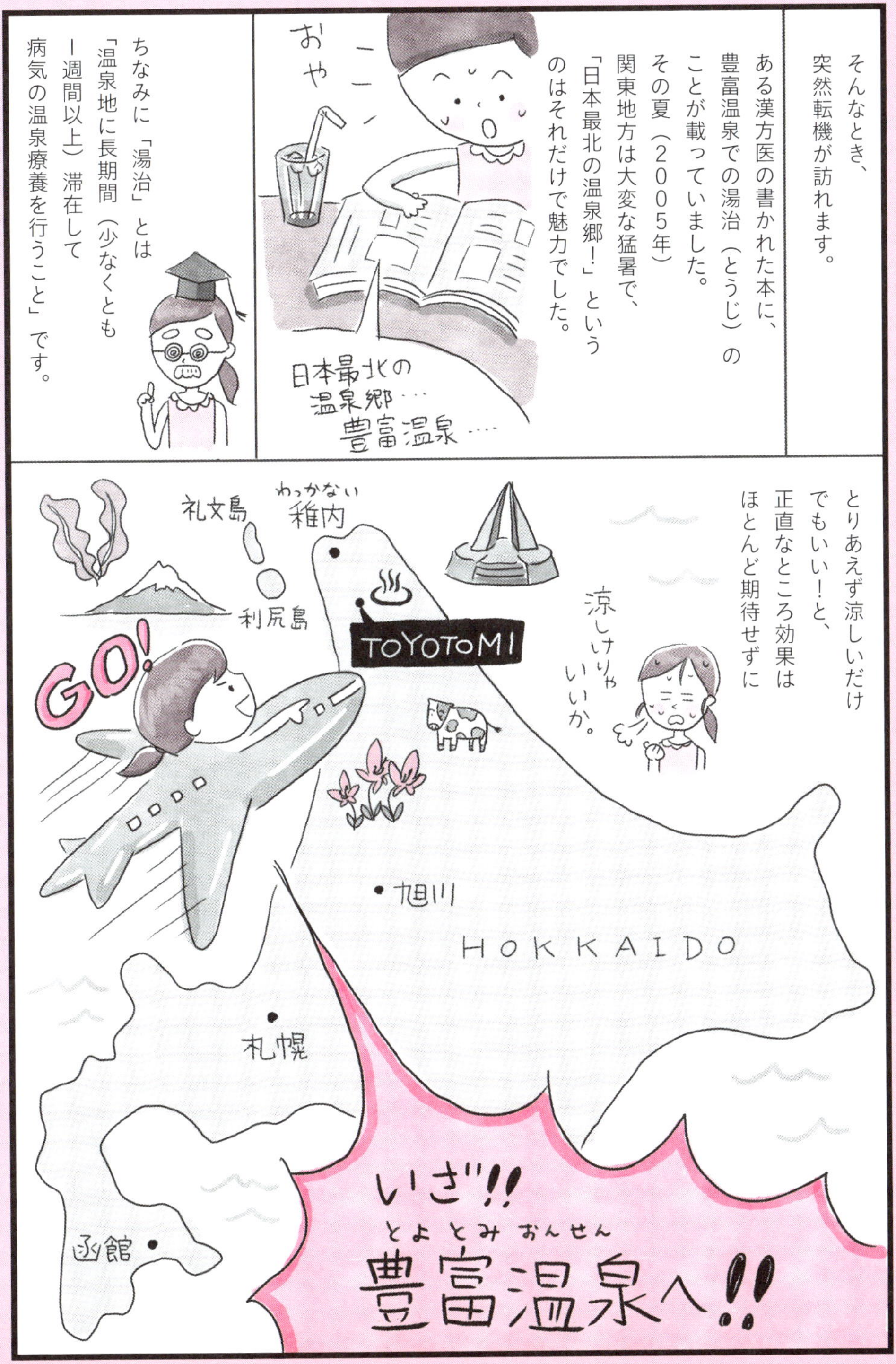
そんなとき、突然転機が訪れます。
ある漢方医の書かれた本に、豊富温泉での湯治（とうじ）のことが載っていました。
その夏（2005年）関東地方は大変な猛暑で、「日本最北の温泉郷！」というのはそれだけで魅力でした。
おや
日本最北の温泉郷…
豊富温泉…
ちなみに「湯治」とは「温泉地に長期間（少なくとも1週間以上）滞在して病気の温泉療養を行うこと」です。
とりあえず涼しいだけでもいい！と、正直なところ効果はほとんど期待せずに
涼しけりゃいいか。
礼文島
稚内《わっかない》
利尻島
TOYOTOMI
GO!
旭川
HOKKAIDO
札幌
函館
いざ!!
豊富温泉《とよとみおんせん》へ!!

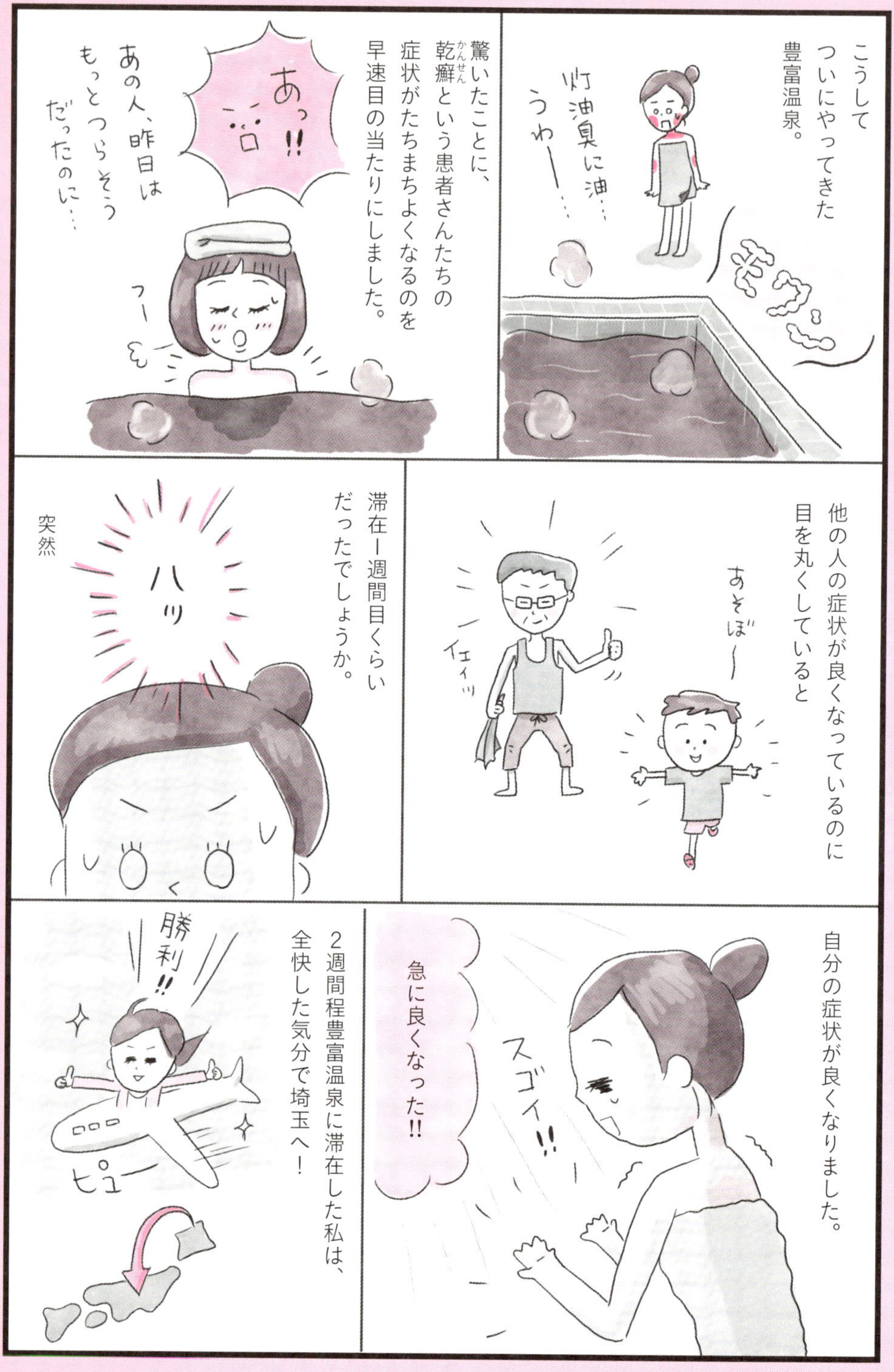
こうして
ついにやってきた
豊富温泉。
灯油臭に油…
うわ〜〜…
モワ〜
驚いたことに、
乾癬《かんせん》という患者さんたちの
症状がたちまちよくなるのを
早速目の当たりにしました。
あっ!!
あの人、昨日は
もっとつらそう
だったのに…
フ〜
他の人の症状が良くなっているのに
目を丸くしていると
あそぼ〜
イェイッ
滞在1週間目くらい
だったでしょうか。
突然
ハッ
自分の症状が良くなりました。
急に良くなった!!
スゴイ!!
2週間程豊富温泉に滞在した私は、
全快した気分で埼玉へ！
勝利!!
ピュー

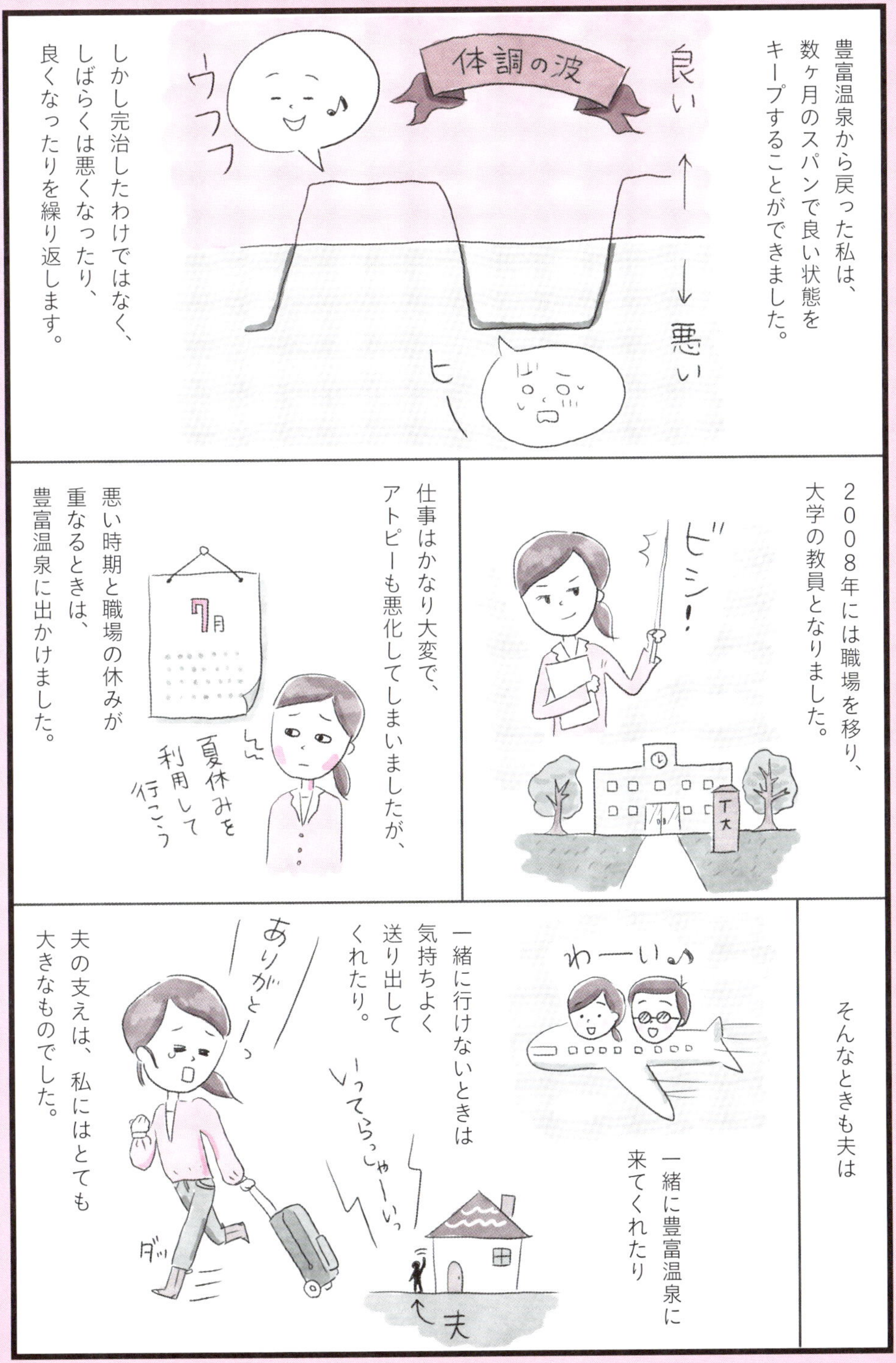
豊富温泉から戻った私は、数ヶ月のスパンで良い状態をキープすることができました。
体調の波
良い
悪い
ウフフ
ヒー
しかし完治したわけではなく、しばらくは悪くなったり、良くなったりを繰り返します。
２００８年には職場を移り、大学の教員となりました。
ビシ！
T大
仕事はかなり大変で、アトピーも悪化してしまいましたが、
7月
夏休みを利用して行こう
悪い時期と職場の休みが重なるときは、豊富温泉に出かけました。
そんなときも夫は
一緒に豊富温泉に来てくれたり
わーい♪
一緒に行けないときは気持ちよく送り出してくれたり。
いってらっしゃーいっ
夫
ありがとーっ
ダッ
夫の支えは、私にはとても大きなものでした。

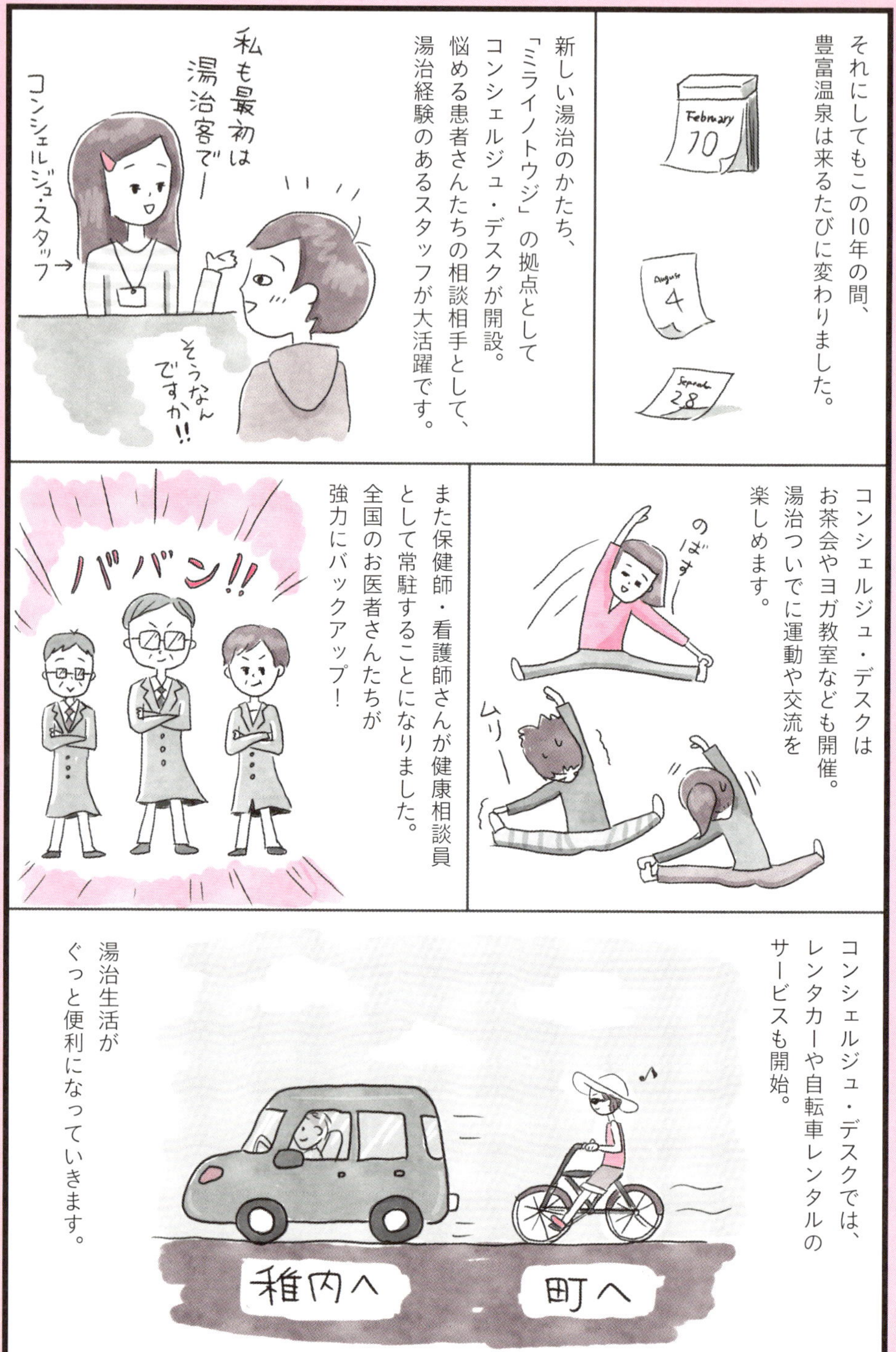

それにしてもこの10年の間、
豊富温泉は来るたびに変わりました。
February 10
August 4
28
新しい湯治のかたち、
「ミライノトウジ」の拠点として
コンシェルジュ・デスクが開設。
悩める患者さんたちの相談相手として、
湯治経験のあるスタッフが大活躍です。
私も最初は湯治客でー
コンシェルジュ・スタッフ→
そうなんですか!!
コンシェルジュ・デスクは
お茶会やヨガ教室なども開催。
湯治ついでに運動や交流を
楽しめます。
のばすー
ムリー
また保健師・看護師さんが健康相談員
として常駐することになりました。
全国のお医者さんたちが
強力にバックアップ!
ババン!!
コンシェルジュ・デスクでは、
レンタカーや自転車レンタルの
サービスも開始。
湯治生活が
ぐっと便利になっていきます。
稚内へ
町へ

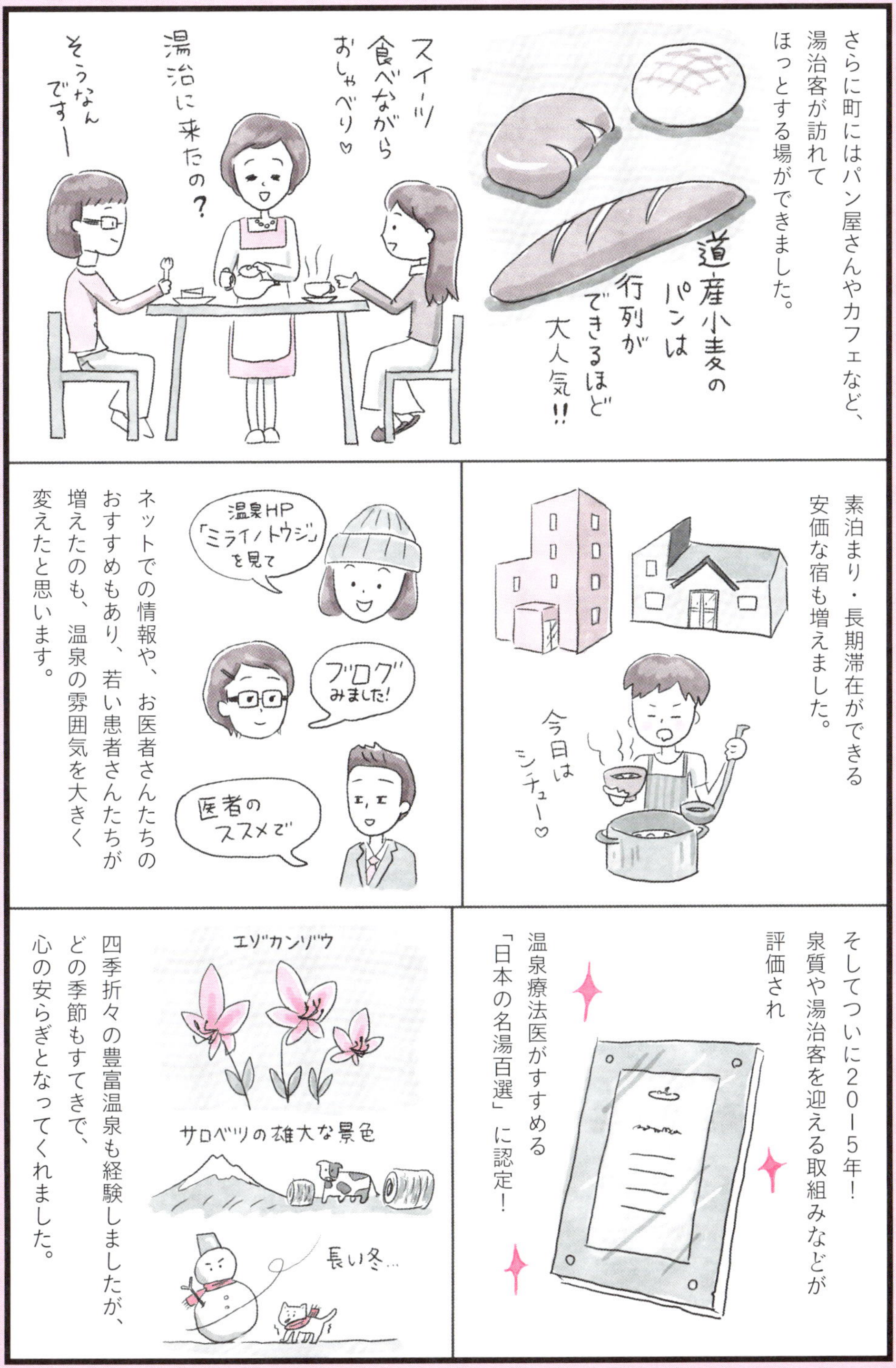
さらに町にはパン屋さんやカフェなど、湯治客が訪れてほっとする場ができました。
道産小麦のパンは行列ができるほど大人気!!
スイーツ食べながらおしゃべり♡
湯治に来たの?
そうなんですー
素泊まり・長期滞在ができる安価な宿も増えました。
今日はシチュー♡
ネットでの情報や、お医者さんたちのおすすめもあり、若い患者さんたちが増えたのも、温泉の雰囲気を大きく変えたと思います。
温泉HP「ミライノトウジ」を見て
ブログみました!
医者のススメで
そしてついに2015年!泉質や湯治客を迎える取組みなどが評価され温泉療法医がすすめる「日本の名湯百選」に認定!
四季折々の豊富温泉も経験しましたが、どの季節もすてきで、心の安らぎとなってくれました。
エゾカンゾウ
サロベツの雄大な景色
長い冬…

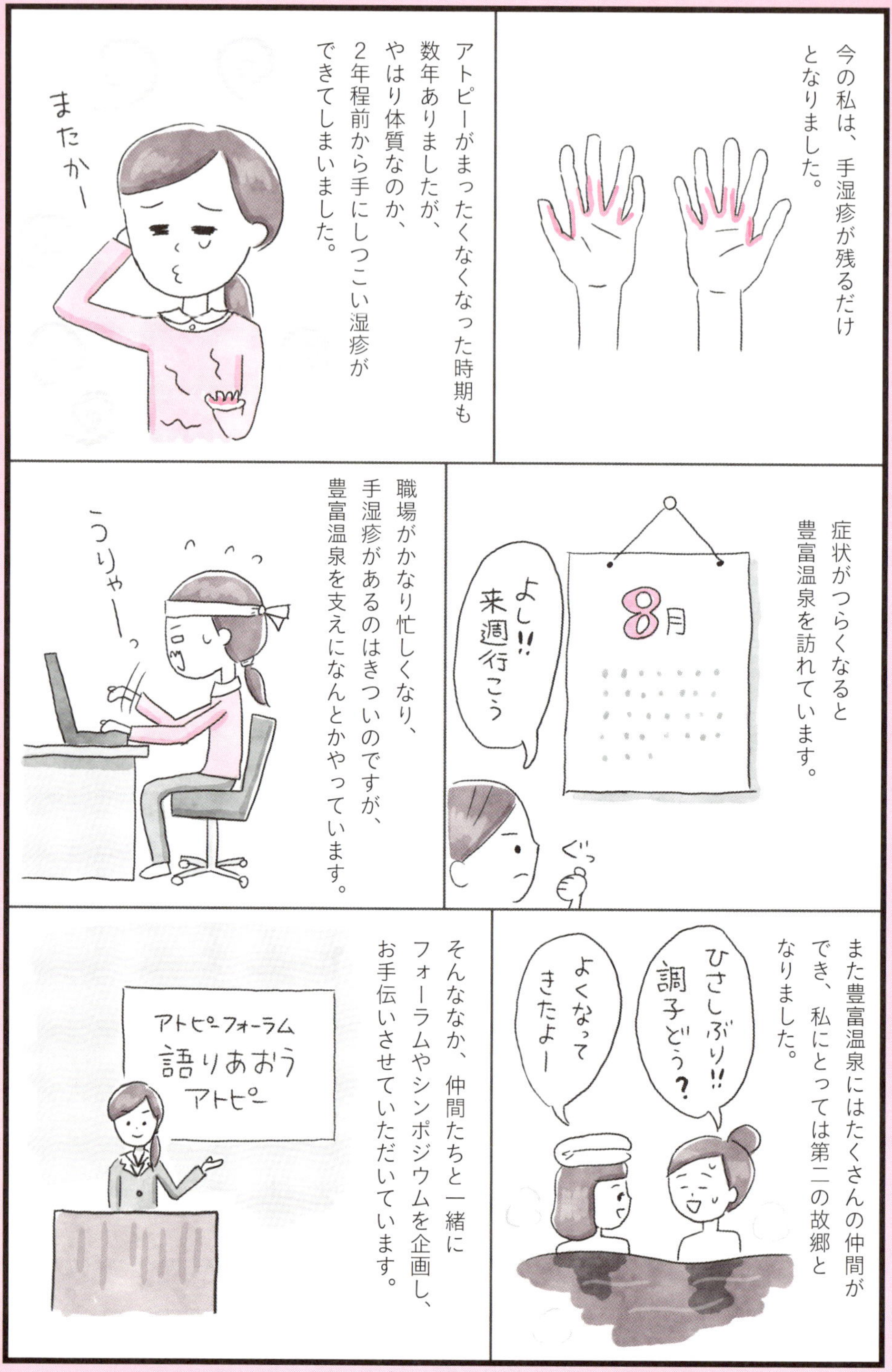
今の私は、手湿疹が残るだけとなりました。
アトピーがまったくなくなった時期も数年ありましたが、やはり体質なのか、2年程前から手にしつこい湿疹ができてしまいました。
またかー
症状がつらくなると豊富温泉を訪れています。
8月
よし!! 来週行こう
ぐっ
職場がかなり忙しくなり、手湿疹があるのはきついのですが、豊富温泉を支えになんとかやっています。
うりゃーーっ
また豊富温泉にはたくさんの仲間ができ、私にとっては第二の故郷となりました。
ひさしぶり!! 調子どう?
よくなってきたよー
そんななか、仲間たちと一緒にフォーラムやシンポジウムを企画し、お手伝いさせていただいています。
アトピーフォーラム
語りあおう
アトピー

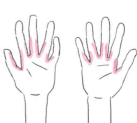

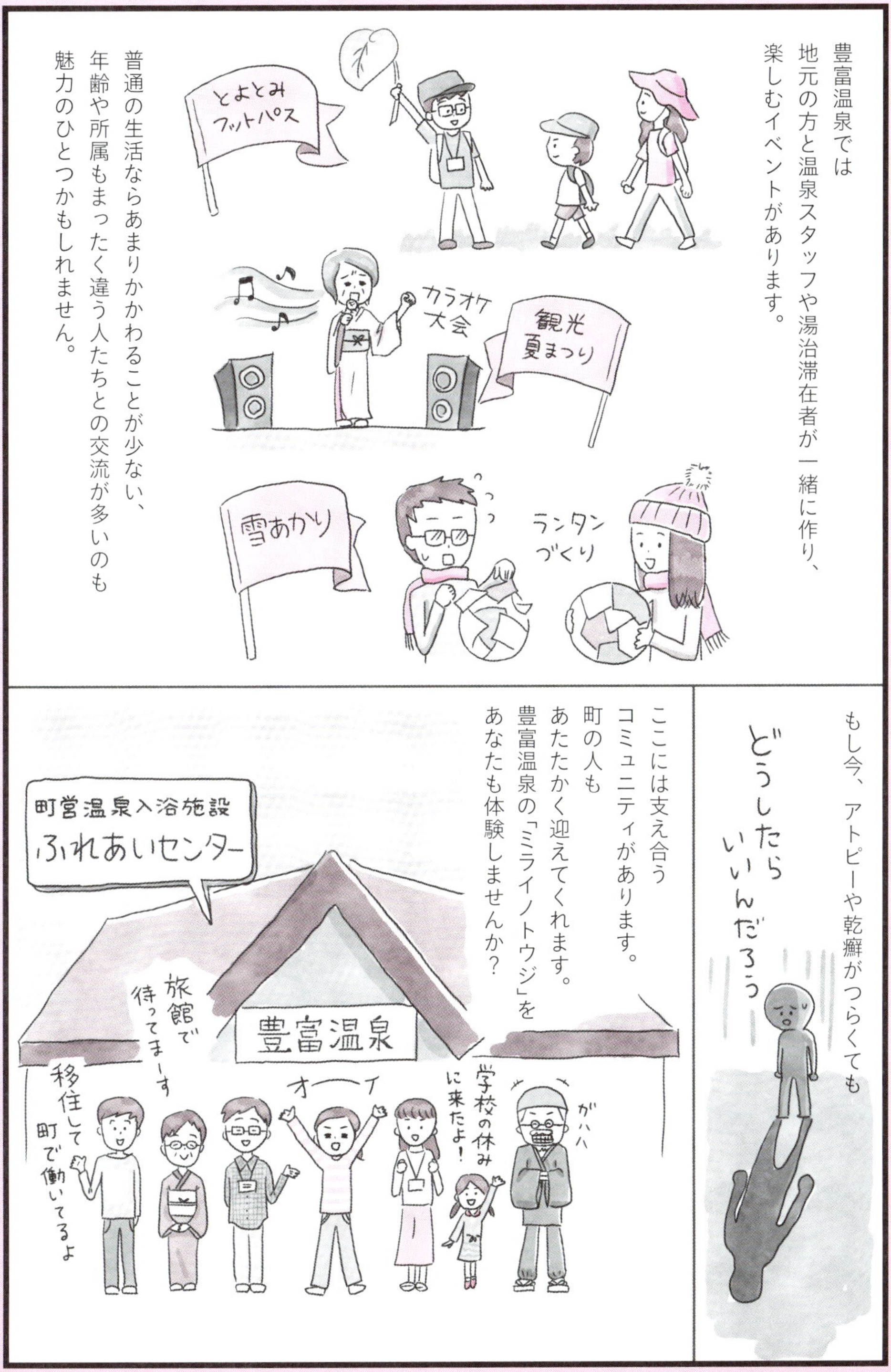
豊富温泉では
地元の方と温泉スタッフや湯治滞在者が一緒に作り、
楽しむイベントがあります。
とよとみフットパス
カラオケ大会
観光夏まつり
雪あかり
ランタンづくり
普通の生活ならあまりかかわることが少ない、
年齢や所属もまったく違う人たちとの交流が多いのも
魅力のひとつかもしれません。
もし今、アトピーや乾癬がつらくても
どうしたらいいんだろう
ここには支え合う
コミュニティがあります。
町の人も
あたたかく迎えてくれます。
豊富温泉の「ミライノトウジ」を
あなたも体験しませんか？
町営温泉入浴施設
ふれあいセンター
豊富温泉
ガハハ
学校の休みに来たよ！
オーーイ
旅館で待ってまーす
移住して町で働いてるよ

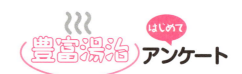

豊富湯治 はじめてアンケート

「ふれあいセンター」のコンシェルジュ・デスクおよび健康相談室を利用される際、はじめての方にご記入いただく「湯治療養カード」をもとに集計したものです。全国各地から、様々な年代の方が、豊富湯治にいらしています。

調査期間：2015 年 4 月 1 日〜 2016 年 3 月 31 日　コンシェルジュ・デスク＆健康相談員 調べ
単位はすべて人数（人）

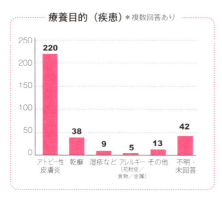

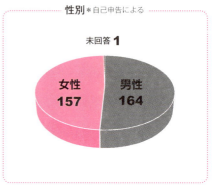

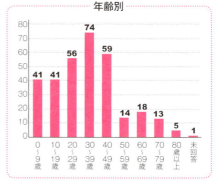

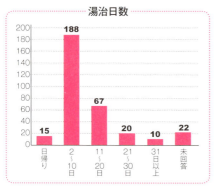

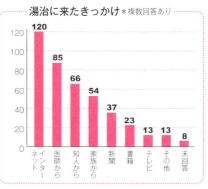

療養目的（疾患）＊複数回答あり

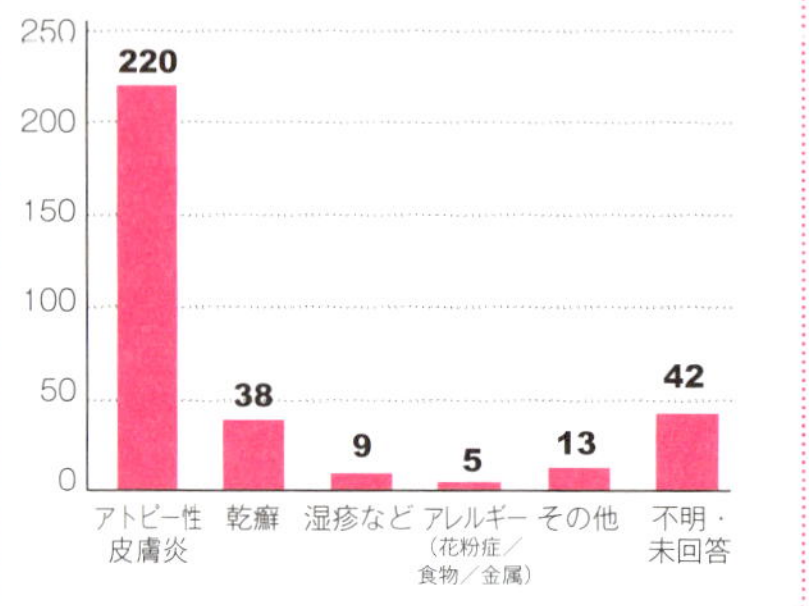

性別＊自己申告による

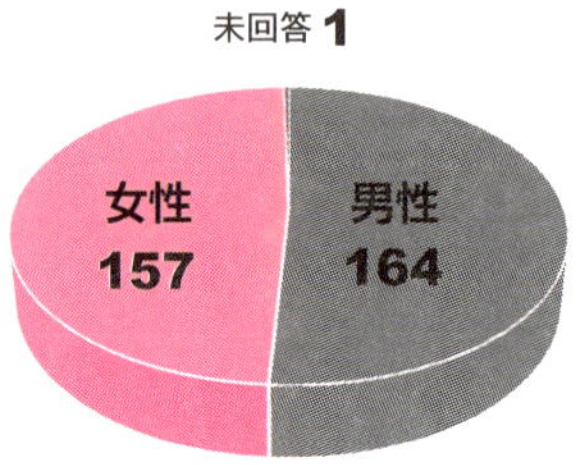

地域別

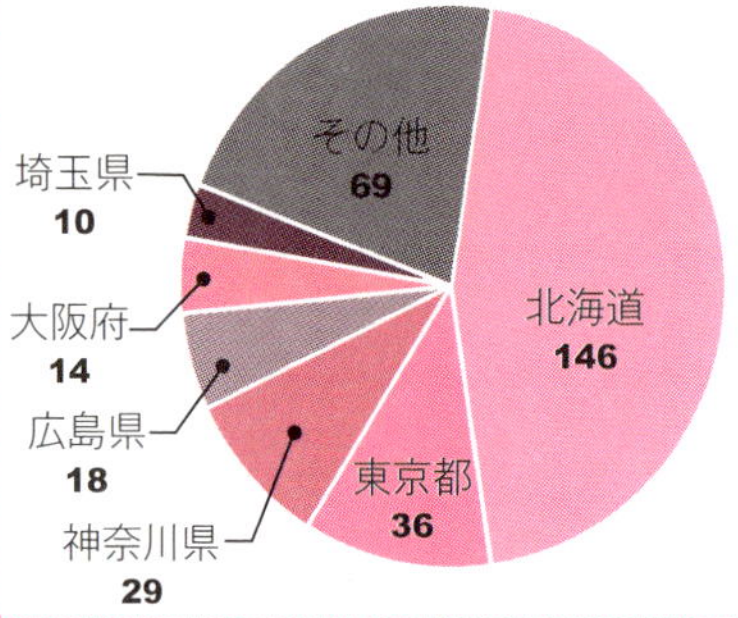

年齢別

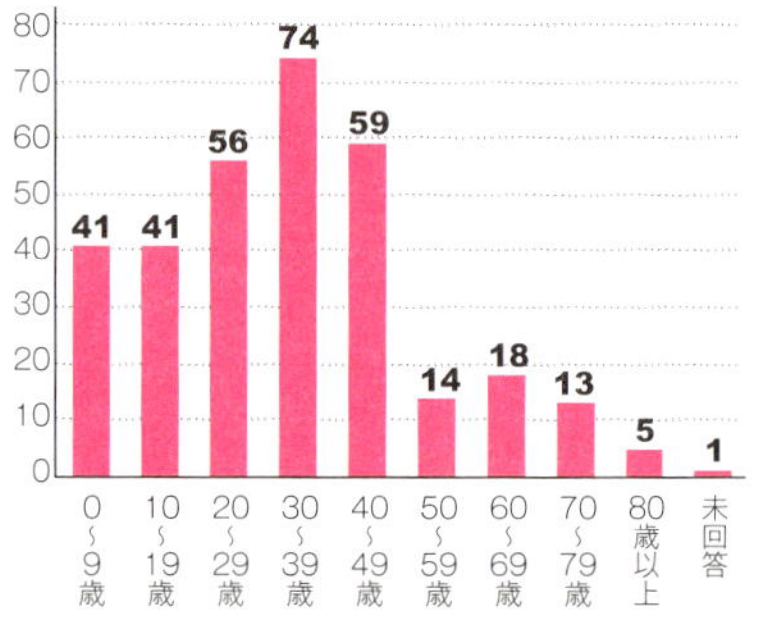

湯治日数

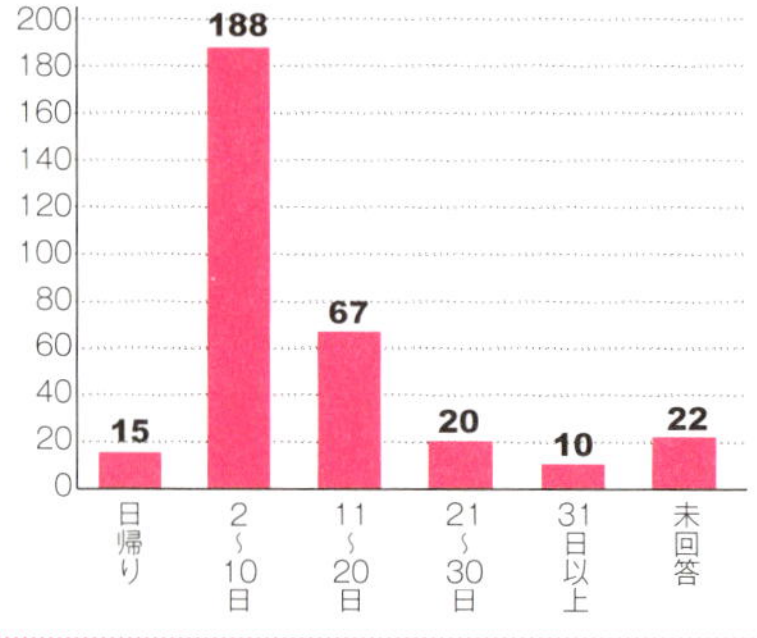

湯治に来たきっかけ＊複数回答あり

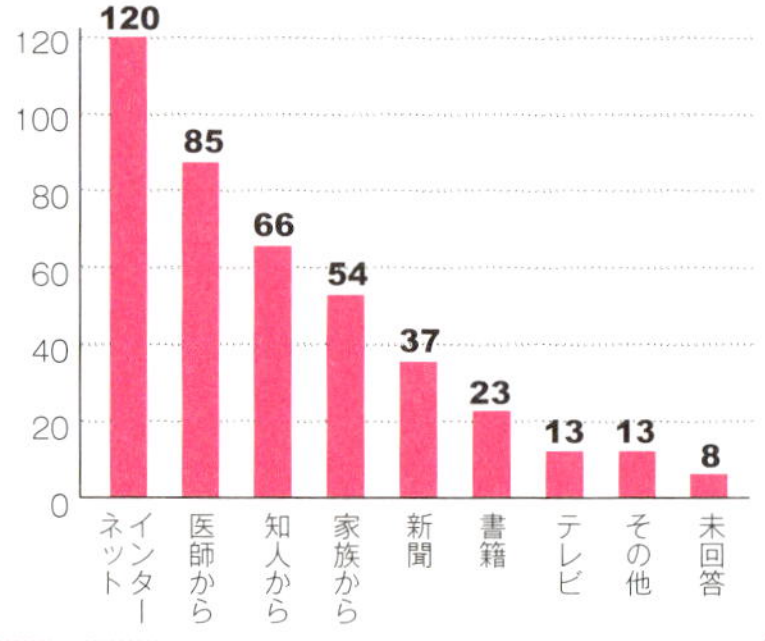

1章

蘇《よみがえ》りの体験

患者さんによる

アトピー

学校にも行けず、家でじっとしていることも多くありました

大学生で再発

星野宏樹

（ほしの・ひろき）１９８６年生まれ、群馬県出身。生後間もなくアトピーと診断されたが小学生の頃にはほとんど治まっていた。大学時代に再発、脱ステ開始、豊富へ初湯治に。大学院修了後Uターン就職。現在は年２回長期休みに湯治しブログ（http://blog.brightstar.jp/）で情報発信。

ブログで発信できたら面白そう

「もう豊富に行くしかないでしょう」。主治医の藤澤重樹先生にそう言われて、豊富温泉にはじめて行ったのは２０１０年の6月、大学院修士2年のときでした。アトピーが悪化し、夜もかゆみで眠れない日々を送っていました。回復の兆しがまったく見えず、ふさぎ込んでいました。そんな状況のなかでの一言でした。

豊富温泉については、以前から、藤澤先生に「アトピーが治る温泉が北海道の最北端にあるぞ」と聞いていました。正直、そのときは行くことはあまり考えていませんでした。そんなに遠く？　飛行機？　連泊するの？　どこで？　一人旅？　不安ばかりが先立ち、心配事が頭のなかでぐるぐるしてしまうのです。考えるとかゆくなるので、豊富行きには蓋をするようにしていました。

しかし、そのときは違っていました。当時、群馬、栃木、新潟など、関東近辺の温泉で湯治めぐりをしていました。結果的には僕のアトピーに効果のある温泉は見つかりませんでしたが、その時々の感想をブログに書いていました。そんなことをしていたせいか、ブログで豊富温泉をレポートできたら面白いかも、という新しいモチベーションが沸き起こったので

す。最北の地に行くということは、僕には相当な覚悟が必要でした。決断する勇気を与えてくれたのは、藤澤先生の言葉や家族の支えももちろんありますが、それ以上に「ブログに豊富温泉のことを書いて発信したい」という強い気持ちでした。

　こうして、ブログに旅日記というかたちで豊富温泉のリアルを配信するべく、ついに旅立ったのです。

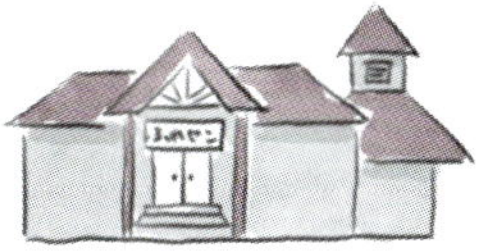

藤澤先生のもとで脱ステ開始

　僕は生まれて間もなく、アトピーと診断されました。生後数日で湿疹がでて、それを抑えるためにステロイド治療を始め、それ以降ずっとステロイドを使っていました。子どもの頃は卵や牛乳にアレルギー反応を示し、食べられませんでした。給食は食べられず、毎日お弁当を持参していました。周りの友達と違うことをするのは、注目を浴びてしまい、いやな思いをするという不安もありましたが、幸いそれは杞憂《きゆう》に終わり、むしろ、うらやましがられることもありました。アトピーの症状は軽く、ひじの裏やひざの裏に少し湿疹がでるくらいで、弱いステロイドを塗っていれば大丈夫でした。小学校のうちにほとんど治まっていました。高校に入学する頃にはアレルギー症状はなくなって、卵、牛乳も食べられるようになりました。皮膚も丈夫で、ほとんどアトピーとは無縁の生活をしていました。成長に伴い、症状は日々改善されているようでした。部分的なアトピーはステロイドを塗れば治るので、まったく心配していませんでした。

　大学に入学し、親元を離れて一人暮らしを始めました。御多分にもれず、僕も大学生らしい不摂生な生活を送っていました。それでも、今まで食に対する意識は少しあったため、駄菓子やポテトチップスのようなジャンクフードはなるべく避けていましたが、バランスの取れた食事をとるのはむずかしかったです。また、夜遅くまで遊んだり、お酒を飲んだりと、楽しい大学生活を送っていました。そんなことを繰り返しているうちに、かゆみが増して、全身が真っ赤になるほどのアトピーが発症してしまいました。「成人アトピー」になってしまったのです。いつものように皮膚科でステロイドをもらい治療をしていましたが、塗っては治り、やめると再発、を繰り返していました。限界を感じ他の治療法を探していると、偶然、書店で藤澤重樹先生の著書を見つけました。そして、藤澤先生のもと、２００６年８月から脱ステを開始したのです。大学2年生のときでした。

治療法はいたって簡単、なにもしないこと。僕の場合は、モクタールと風呂断ちでかなり改善され、大学4年生の頃には、乾燥肌ではあるけれども、生活になんの問題もないレベルまで回復していました。しかし、卒論で根をつめすぎたのか、再度悪化し、さらにカポジ水痘様発疹症まで併発してしまいました。かゆみが異常に強く止められない状態が続き、掻きむしり、痛みで動けないほどになりました。幸い大学院へ進学する予定でしたので、仕事には就かず、自分のペースで生活することができましたが、非常に大変な時期でした。調子は上向かず、悪くなる一方でした。少しでも動けば皮膚が裂け、痛みがでてくるので、学校には行けず、家でじっとしていることも多かったです。いろいろな飲み薬も試しましたが、なにをしても効果が感じられず、夜も満足に眠れませんでした。

そんなことが1年くらい続いて、心身共に疲れてしまいました。やはり眠れないのはつらいです。寝ている間も掻いてしまうし、朝起きたときも掻いてしまい、うずくまり、一人枕をぬらすこともありました。もう、自分だけではどうすることもできない状態になりました。そんなときに、藤澤先生に豊富温泉を勧められました。不安はありましたが、もうそれしかないのかな、と思い湯治旅行を計画することになったのです。

同じ悩みを持つ仲間ができた

普通の旅行と違い、長期滞在をすることになるので、不安もたくさんありました。なにより本当によくなるのだろうかという不安が一番大きかったです。行きだけの航空券を予約して、ひとまず17日間の豊富温泉滞在計画を立てました。

時間優先で羽田から稚内へ飛び、バスと電車を乗り継ぎJR豊富駅へ。その後は宿泊予定の宿のおじさんに迎えにきてもらい、温泉街へ向かいました。おじさんは気さくに話しかけてくれて、「湯治ですぐよくなるよ」と心強い言葉をもらいました。部屋に通された僕は少しホッとしました。一人旅でこんなに遠くまで来たことがなかったので、無事に着いて安心したのでしょう。カメラを片手に、旅館をうろついたり、食事を撮影したりと、記者気分を味わいつつ、それでも疲れていたので1日目は早めに就寝しました。

豊富温泉街にはホテル、旅館が数軒あって、それらに囲まれるように「ふれあいセンター」があります。湯治客は、ふれあいセンターの湯治用の浴場に集まります。はじめのうちはなんとなく恥ずかしいような感じもしましたが、情報を集めたい一心で、温泉に入っている人に声をかけました。どこから来たのか、温泉の効果はあるのか、温泉以外で楽しみはあるか。

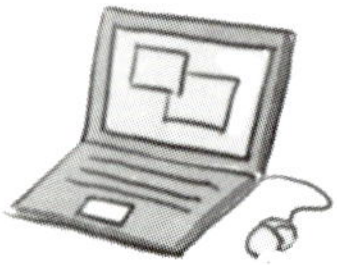

そうしているうちに、なんとなく顔見知りになり、友達も増えていきました。ここのいいところは、みんな皮膚病患者ということです。アトピーについての知識も理解もあるので、余計な心配をせずにすみます。これが一番うれしいことでした。気をつかわなくていい。自分の病気のことを隠さなくていい。顔に湿疹がでていようが関係ない。解放された気分になれました。

　ブログに日記を書くために情報を集めていましたが、そのおかげでいろんな人と出会うことができました。普段話しかけないような人とも会話ができたり、はじめて会ったにもかかわらず、気がねなく話してくれる人も多かったです。レンタカーに相乗りさせてもらって一緒にドライブに出かけたり、自転車を借りて小旅行をしたりもしました。そうこうしているうちに、何人もの人と友達になり楽しく湯治生活を送ることができました。コンシェルジュ・デスクでは湯治相談もしましたが、たまり場にもなっていました。休憩室で大勢でトランプしたのは、いい思い出です。

　アトピーの調子も日に日によくなり、見違えるようになりました。僕の場合、1日3回、1回約30分間、入浴するくらいでした。それでもかゆみは減り、傷が治っていきました。10日くらいでよくなる人が多いようですが、僕は5日でかなり回復しました。なにより夜ぐっすり眠れるというのが幸せでした。今までなにをやってもよくならず、ふさぎ込んでいたのに、あんなに悩んでいた期間はなんだったのだろう、と思うほどでした。温泉の効果ももちろんあるのでしょう。それ以上に、同じ悩みを持つ仲間ができ、相談できることや、気兼ねなく接することができることも影響していると思いました。「病は気から」とは言いますが、ストレスフリーな生活ができる豊富温泉は素晴らしいです。

はじめての湯治旅行は大成功に終わりました。皮膚の調子はすごくよくなり、夜も眠れるようになって好循環がつくれるようになりました。メモ帳を片手にいろんな人に取材をして、カメラを首から下げて様々な場所へ行き、豊富のリアルな情報をブログで発信することもできました。それ以来、年に2回程、豊富温泉を訪れ湯治しています。

現在の生活と温泉の利用法

大学院を卒業し、実家にもどってUターン就職しました。デスクワークが主な仕事ですので、一日中パソコンに向かうこともしばしばあります。残業もあります。帰宅が夜遅くなってしまうこともあります。仕事が大変な時期には、アトピーの調子が悪くなるときもありました。僕の場合は、冬から春にかけて悪くなる傾向があります。夜に掻きむしってしまうこともあり、朝起きられない場合は、仕事の開始時間を遅らせてもらったり、休みを取らせてもらったりしています。アトピーの人が働く上で一番大切なのは、職場の理解だと思います。アトピーであり、動くことがつらい状態もある、ということを知ってもらうことが必要です。調子が悪いときに、自分だけ休んで申し訳ない、という気持ちになりますが、健常者でもいつ病気になるとも限りません。そこは持ちつ持たれつでやっていけるといいなと思っています。調子がいいときは、積極的に他の人の仕事も手伝うようにしています。

そして、毎年ゴールデンウィークと夏休みには長期休暇をとって、豊富温泉へ湯治に行っています。ゴールデンウィークは春先に調子が悪くなった状態を戻すために、夏休みはその調子を保つため、そして避暑のために行きます。調子が悪くなっても、豊富に行けば治る、という安心感が今はあります。それだけで心のゆとりができました。もちろん湯治のために行くのですが、それだけが楽しみにではなく、人との出会いも毎回楽しみにしています。今度はどんな人に会えるか、どんな話が聞けるか、そういったことを考えながらわくわくしています。

毎年8月中旬には、豊富町のお祭りがあります。毎年のように行っていますが、最後に上がる花火がすごくいいです。お祭り自体は小さいですし、少し時間をずらしてしまうと、出店の品物が売り切れて買えなくなることもありますが、花火は豪華に上がります。間近で見られるので、迫力満点です。夏休みに豊富温泉に行くと、こういったイベントが多く開催されているので、楽しみも増えます。夏といっても夜は結構冷えるので、風邪をひかないような服装を準備しておくといいです。

アトピーがいつ悪くなるかわからなくて不安ですし、悪くなると回復できず伏してしまうこともあります。それでも豊富温泉があるおかげで、今は安心して毎日の生活が送れるのだと思います。仕事を続けるのはつらいことも多いですが、温泉から帰ってきた後でも、仲間がいることで相談できたり、つらさを共有でき心が軽くなります。時には一緒に遊びに行ったりトレッキングしたり、豊富温泉以外でも会って楽しんでいます。湯治仲間のおかげで、つらい仕事も乗り越えることができています。一生ものの仲間づくりができる豊富温泉が僕は大好きです。

治療法も見つからず、一生薬を塗ってすごすのだろうか

乾癬《かんせん》

社会人1年目で発症

富田智恵

（とみた・ともえ）1986生まれ、神奈川県出身。就職1年目、23歳で乾癬を発症。塗り薬を塗布し続けるが、次第に全身に症状が広がる。27歳で退職し、ネットで見つけた豊富温泉で約3週間の湯治を初体験し効果を実感。その後も休みを利用し、通っている。

はじめて知った「カンセン」という病

私は成人になるまで大きい怪我や病気にもならず、健康でした。乾癬が発症したのは23歳のときです。社会人1年目、やってみたい営業という職に就くことができ、体力的にも大変な仕事でしたが、刺激的で楽しい毎日をすごしていました。はじめに違和感を感じたのはその年の秋頃、手足にほくろぐらいの大きさでしたが、赤く盛り上がったものができていました。しかしごく小さいため、一時的なものかと思い、気にしないでいました。その頃は順調に仕事も覚えていき、周りからの期待に応えようと一生懸命仕事に取り組んでいました。最初に赤いできものができてから数ヶ月後、気づいたら十ヶ所程に広がっていました。また、赤みの上にかさぶたが盛り上がったようなものもいくつかでていました。なんとなくおかしいと思い、そのときはじめて病院に行きました。

地元の大きい総合病院に受診した際、医者に「これはカンセンですね」と言われたのを、今でもよく覚えています。なぜなら「感染」という響きを連想し、ぞっとしたからです。思わず、どういう字を書くのか聞いたところ、「乾癬」と紙に書いてくれました。乾癬という病気を知ったのは、そのときがはじめてでした。乾癬は原因が不明であること、今のところ

完治する治療法は見つかっていないと聞き、大変ショックを受けました。

その診察の際、処方された2種類の塗り薬を用法通り、朝と夜に1回ずつ塗布したところ、1週間程で赤みがなくなりました。「なんだ、塗り薬で治るんだ」と安心しました。その後赤みが引いたところが再び元に戻ることはありましたが、塗り薬で治る安心感から、3ヶ月に1回くらいの頻度でその病院に診察に行き、その度に薬を処方してもらいました。しかしそれがステロイドであること、そしてそのステロイドの怖さを、今まで大きい病気にも皮膚病にもなったことがなかったため知らなかったのです。

夏場も長袖、スカートを履くことをやめる

病院に通い、塗り薬を塗布することが数年続きました。同時に仕事も益々忙しくなり充実した日を送っていましたが、徐々に乾癬の範囲は広がっていきました。手足だけだったものが髪の生え際や、背中、腰などにもでるようになりました。赤みが数十ヶ所にわたっており、発症箇所をすべて塗ると薬のチューブが2日で1本消費するほどになりました。病院にいつでも行けるわけではなく、そしてなにより治療費がとてもかかるという理由で、実際は毎日塗らなかったり、一部分のみ塗布することもしばしばありました。また、塗り薬を塗って一時的に治るものの、塗ったところが再発するだけでなく、別の個所に赤みがでるという、いたちごっこの状態になっていました。

また塗布の際に赤みのでていないところに少しはみ出すと、赤みをおさえる薬の副作用のため、その部分の皮膚が脱色して白っぽくなりまだら模様にもなりました。しかし塗り薬を

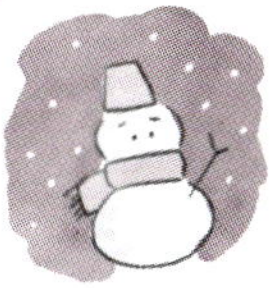

はみださないようにするには綿棒を使って1ヶ所ずつ塗ることになり、全身をそのようにして塗ることは実質不可能です。正直、薬の塗布に疲れていました。全身が赤と白の斑点のまだら模様になり、とても見苦しい体になったため、24歳の頃から人目を気にして素肌を出すのを極力避け、夏場も長袖を着てすごし、スカートを履くことをやめるようになりました。

乾癬は赤く盛り上がった表面からかさぶたのようなものができ、それがぽろぽろと細かくなって落ちます。衣類や寝具に大量に落ちたときは、不潔感を感じました。顔と髪の生え際のところからも同様の症状が起き、それはフケのように見えるため、周りからの印象にも影響があったと思います。また、かゆみもでてきて、一時期は夜中に起きるほどかゆく体を掻いていました。しかし掻けば掻くほどそこから赤みが新たに生まれ、悪循環の一途をたどります。

地元の病院だけでなく都内にも足を運び、6ヶ所の皮膚科をまわりましたが、すべてほぼ同じ塗り薬での処方でした。とある病院では、医者に「まあ、死にはしないから」と言われ、大変ショックを受けたこともあります。乾癬はおそらく、それが直接的な原因で死ぬことはないと思います。しかし、原因不明でなにを改善すれば良いかわからない、治療方法も見つからず一生薬を塗ってすごすのだろうかという不安がずっと続きます。また、アトピーより認知度が低く、「感染」を思い起こす響きのため、人に言いづらい症状です。そしてなにより、見た目の悪さとかゆみなどで日常生活に支障をきたします。乾癬は死にませんが、体調面と精神面で大変つらい病なのです。

18泊19日の豊富湯治

全身に乾癬がでて4年くらい経った27歳の頃、思い切って仕事を離れることを決め、数ケ月ゆっくり療養しようと考えていました。そんなとき、会社の先輩から言われた「とりあえずゆっくりすれば？　例えば温泉に入って癒されるとか」という何気ない一言が、その後を大きく変えました。そのときは、それもいいかもとしか考えていませんでしたが、少し経ったあるとき、以前に本で知った「湯治」という言葉をふと思い出したのです。「もしかして、乾癬に効く湯治ってあるのかな？」と思い、インターネットで「湯治　乾癬」と検索しました。すると、その検索結果の一番上に、豊富温泉のホームページ「ミライノトウジ」がありました。それが私と豊富温泉のはじめての出会いです。

豊富温泉に一瞬で惹かれ、詳しく調べてみると、北海道の最北端、稚内付近にあることを知り、あまりの遠さに躊躇《ちゅうちょ》してしまいました。また、前向きな体験談もインターネット上に多くありましたが、科学的に効果が実証されているわけでもなく、湯治の効果は人それぞれなのだから、はるばる行って治らなかったら無駄足だという気持ちもありました。しかし一方で、広大な牧草地などの自然環境にも惹かれるようになりました。そして、「自然と温泉に癒されに行く長期旅行のつもりで行こう。ついでに乾癬が良くなったらラッキーだ」と思うようになり、豊富町の観光協会に湯治の申し込みをしました。

退職してすぐの２０１４年７月、18泊19日の予定で豊富町へ向かいました。知り合いが一人もおらず、はじめて行く上に、遠方の地であったため不安もありました。しかしその不安はすぐに解消されました。旅館の方、ふれあいセンターの温泉スタッフ、滞在が長い湯治客

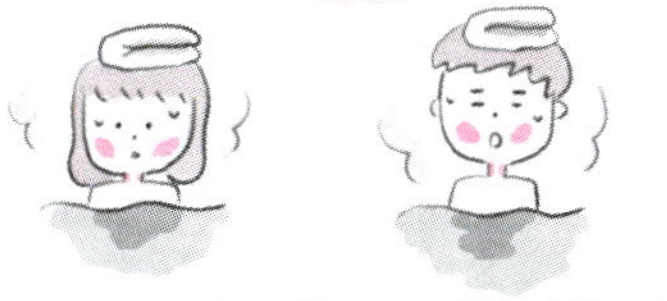

の方などがとても親切に接してくれて、温泉の入り方や町のこと、湯治生活のすごし方などを教えてくれたのです。

予想外だったのは、歳の近い20代や30代の方が男女問わず多くいたことでした。湯治に来ている人はみんな同じ悩みをかかえており、温泉ならではの「裸の付き合い」の効果もあるため、たくさんの人と和気あいあいと話せる環境が揃っていました。そのおかげで「湯治仲間」ができました。また夏という時期もよかったのでしょうか、ふれあいセンターや様々な団体、湯治仲間の心づかいで、連日多くのイベントが催されました。ヨガ教室やお祭り、ホタル観賞会、花火など、まるで子どもの夏休みのように楽しみました。なかでも特に印象に残ったものは星空観賞会です。満天の星空はそれを見るだけでも、豊富に来る価値が十分にあるほどの美しさでした。湯治仲間と行った近くの広大な牧草地にもとても感動し、これらの自然を堪能しただけでも満足しました。

そして目的の乾癬の改善については、なんと温泉に入って2週間たった頃には、見違えるほど効果がでていました。まず温泉に入って1週間程でかゆみが治まり、ぐっすり眠れるようになりました。その後、ぽろぽろ落ちていたかさぶたもなくなり、不潔感のストレスから解放されました。そして全身の赤みが引き、しばらくはあざのように赤黒くなるものの、数日後には赤みの「跡が残る」くらいまで落ち着きました。湯治が終わる頃には、魔法にかかったかのように、見違えるほど見た目が変わりました。正直、ここまで効果がでることはまったく期待しておらず、ただただ驚くばかりでした。症状のひどい部位を初日から写真におさめ経過を記録していましたが、写真を見返すと日に日に明らかに良くなっていくのがわかりました。約3週間温泉でゆっくりしながら、イベントを楽しみ自然に癒されている間に、数年間悩んでいた乾癬が改善されたのです。（➡口絵ivページ）

私にとっての心の拠り所

湯治から帰ると、赤みが引いている私の顔や手足を見た家族や友達からも「信じられない」と言われるほどでした。また湯治中、様々な方から「乾癬は、家に帰った後も『お土産効果』があるらしい」という話を聞いていました。実際、その『お土産効果』がでて、湯治から帰ってきた3ヶ月後の10月には、ほとんど全身から赤みが消え、完治したと思うほど体がきれいになっていたのです。

しかし、この効果がずっと続くわけではありませんでした。それから数ヶ月後、再び乾癬の症状がでてきました。ゆっくりではあるものの広がっていったので、再び思い切って2015年4月に5泊6日で、2回目の豊富温泉に訪れました。その直後は回復しましたが、しばらくするとまた再発しました。短期間でもと思い、同年9月のシルバーウィークには2泊3日と弾丸で行くほどまで豊富温泉を信頼し、好きになっていました。滞在期間が短いほど効果は薄いですが、それでも必ず良くなりますし、豊富の自然に癒されリフレッシュできました。

豊富温泉で出会ったアトピーに悩んでいる方がおっしゃっていた、ある言葉があります。「この症状は一生付き合っていくもの。でも、ひどくなったら豊富温泉に行く。完治はしないけど良くなる。その安心感があるだけで、豊富温泉を知る前と全然違う」。まさにその通りでした。私も乾癬とは一生付き合わなければいけないものだと思っています。しかし、症状がひどくなったら少しでも助けてくれる場所があるだけで、生きるのが楽になりました。私にとって豊富温泉は心の拠り所です。乾癬は原因が不明で治療方法が見つからない「不治の病」と言っても過言ではありません。先の見えない不安を一人でかかえ込まず、豊富温泉と二人三脚でいけば、少しでも重荷は取れると思います。

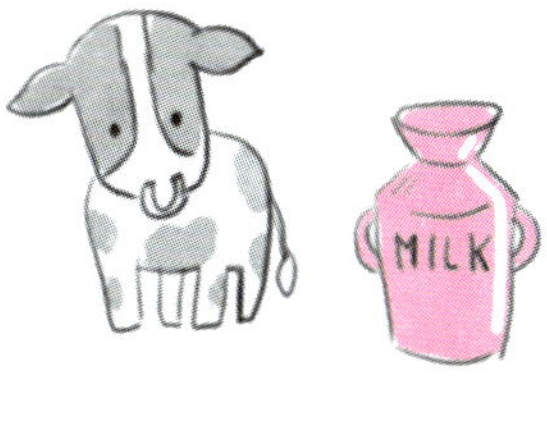

弱っていく息子の姿を見ているのがつらく、心が折れそうでした

アトピー

塗ると良くなるが止めるとまたでる

母子で長期滞在

Y・M（母）&R・M（息子）

（R・M）2005年生まれ、札幌市在住。公立小学校5年生。生後2ヶ月でアトピー発症。5歳の春、豊富温泉を初体験。初回5日間で自宅では得られなかった良い変化を感じ、すぐに2週間湯治。その年の夏から母子で長期滞在。

息子は生後2ヶ月の頃より顔に湿疹が現れて掻きむしるようになり、家の近くの皮膚科にかかりました。「生後百日まではきれいになるよ」と言われ、軟こうを処方されました。当時は薬に対する知識もなく、言われるがままに使用しました。「塗ると良くなるが止めるとまたでる」を繰り返すなかで、湿疹は関節の裏や首などにも広がり、その後も3年程、薬を塗り続けました。

3歳のとき、参加していた「遊びの教室」で、母子共にアトピーだという親子と知り合いました。そのお母さんは、病気のことをよく勉強していて、ステロイドについてもいろいろと教えてくれました。それを機に病院を変え、薬のランクを弱くしてもらいながら標準治療を続けました。

5歳になった頃にはいよいよ薬が効かなくなり、顔を中心に湿疹やただれが常にある状態となりました。その頃、法事で会った親戚の薬剤師の勧めで脱ステ漢方医を受診し、その日から脱ステを開始しました。1週間もたたないうちに全身じくじくし、かゆさで夜も眠れない日々が続きました。薬のことを教えてくれたお母さんが「豊富温泉」の話をしていたこと

を思い出し、少しでも楽になれるならとはじめて豊富温泉へ湯治に行きました。5歳5ヶ月、2011年3月のことでした。

はじめての湯治、そして長期滞在へ

初回の湯治は1週間の予定でしたが、滞在5日目にお腹などにいつもと違う湿疹が広がり、温泉の健康相談員に相談し予定を早めて帰宅しました。念のため札幌で紹介されたクリニックを受診しましたが、アトピーにとびひが重なったもので内服で治りました。

その頃は口を開けるのもつらくてご飯もろくに食べられない状態でしたが、初回湯治の5日間で体中のじくじくが少し乾いてくる感じが得られました。もっと長くいて効果を確かめてみたいと思い、直後にもう一度、2週間の予定で湯治に行きました。温泉周辺に相談できる専門医がいないことの不安は少しありましたが、家で悪くなるだけの状況より、少しでも食い止めることが出来るかもしれないという想いの方が強かったのです。

2回目の湯治では、風があたっただけでも痛かった顔のただれが減り、ひざの裏の傷が乾いて歩くのが楽になりました。そこで「ここにかけてみよう！」と決意し、その年の5月から豊富温泉で長期滞在を始めました。

漢方脱ステ医から治療は長くなると言われていたこともあり、父親である夫はそのときに急いで長期滞在する必要を感じられなかったようです。でも母親である私は、幼稚園にも行けず自宅で日に日に弱っていく息子の姿を見ているのがつらく、今の対処だけでは心が折れそうでした。一番わかってほしい人との温度差も感じ、悲しい気持ちにもなりましたが、幾

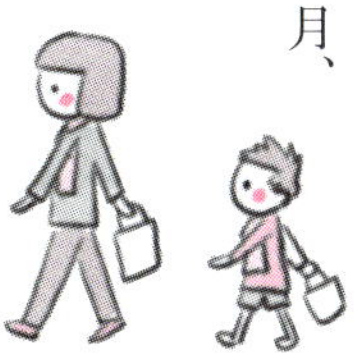

度も話し合い、最終的には夫も承諾してくれました。

私の母は初回の湯治に同行し、息子とお湯の相性の良さを感じ賛成してくれました。夫の両親も私たちを信頼し任せてくれていたので、できたことだと思います。

3歳上の長男（当時小学3年生）を残していくことが、一番の気がかりでした。幸い小さい頃から一人で祖父母宅にお泊まりできる子だったので、どうしても寂しくなるときがあったら、そのときに考えることにしました。長男の担任が小学1年生の頃からまめに様子を見てくれていたことも、長男を置いていく決断の一助になりました。

せっかくお金と時間をかけてきたのに

時折自宅に帰ることはありましたが、基本は豊富温泉で母子二人、自炊できる宿で約半年間暮らしました。

豊富での生活が始まった当初は、息子は満足に歩けない状態で、湯船に入った途端にお湯がしみたり、上がったあとに痛みやかゆみが増したので、お風呂も1日1回入るのがやっとでした。大人ならなんとか我慢できても、幼い息子は痛くてわんわん泣いてしまい、体が熱くなりもっとかゆくなる……の繰り返しでした。私は私で、せっかくお金と時間をかけてきているのにという焦りもあってイライラしましたし、こちらの方が泣きたいぐらいでした。

そんな日々を繰り返しながらも、なんとか少しずつ温泉に入れるようになりました。当時の私はいっぱいいっぱいでしたが、母親がイライラすると子どもにも伝わるので、入れなかったら無理に入らずかけ湯したり何日か頑張らない日があってもよいのでは、と今は思えます。

３週間程経ち温泉の効果もでてきて少しずつ動けるようになると、部屋にずっと二人でいるのが息苦しくなってきました。温泉スタッフから町立保育園の一時保育なども紹介してもらいましたが、当時、息子は顔にたくさん症状がでていたので、人目を気にして大勢いるところには行きたがりませんでした。何気なく言われる「かわいそうだね」の声かけに、「僕はかわいそうな子なの?」と、小さいながらも傷ついていたんだと思います。なので、自家用車を届けてもらい、比較的人のいない隣町の図書館などによく行きました。少し遠くの公園へも出かけました。

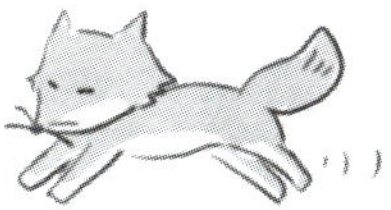

小学校入学のために札幌へ戻る

半年経過する頃にはアトピーも大分良くなって、息子は人のなかにも入れるようになっていました。豊富を離れたらこの良い状態ではいられないだろうという不安はありましたが、地元の小学校に入学することにしていたので、悪くなったらまた温泉に来ようという気持ちで札幌に戻りました。

小学校に入学してから間もなく、不安は的中し顔中心に症状がぶり返しました。５月の連休になるとすぐに豊富に行き、その後も夏休みや祝日、冬休みなどを利用し、小学１～２年生の頃は年６～７回は湯治に行きました。行くたびにお湯を持ち帰り、１日おきぐらいでしたが本人がやると言ったら顔をつけたりかけ湯していました。

息子には食物アレルギーも少しあるので、除去食について栄養士さんに相談したいと担任の先生にお願いしたところ、養護教諭にも声をかけてくれました。アトピーの娘さんがいて薬に頼りすぎないという考えをお持ちの方で、湯治も「行っておいで」という受け止めでありがたかったです。学校生活を送るにあたっては、話もたくさん聞いてくれて、私たちの選択をよく理解してくれたこの養護教諭の存在がなにより心強かったです。

ちょっとつけたら安心できるおまじないみたいなもの

3年生に上がった頃からは、一緒に温泉に入っている年頃の女の子やお姉さんたちのことも考え、私とではなく父親と二人で湯治に行き、男湯を利用するようになりました。

じくじくしやすい夏に湯治に行くと表面が乾いて楽になれる反面、冬は乾燥気味で、湯治の成果が今ひとつわかりにくい感じでした。そこで、3年生と4年生の冬休みは豊富に行かずに自宅で、温泉から送ってもらったお湯に顔をつけたりかけ湯をほぼ毎日続けました。

豊富で湯治をする回数は徐々に減り、3年生で年4~5回、4年生のときには年1~2回になりました。ふり返ってみると、入学したての頃だけでなく、学習発表会や3年生のクラス替えのときなどにも悪化していましたので、心のかかわりも症状に関係しているように思います。そういうときは、できるだけ湯治にも連れていきました。

5年生になった今の症状は、目の下に赤くぽつぽつでている程度ですんでいます。また、漢方薬は1年生の頃から飲まずにすごしています。とびひになったときには、札幌市内の脱ステに理解のある医師に診ていただいていますが、それ以外は病院にかからずにすごせています。給食も卵そのものはぬいてもらっていますが、つなぎなどに含まれるものは食べています。お菓子を食べすぎるとアトピー症状がでてくる傾向です。以前は少し顔に湿疹がでると学校を休んで温泉に行きたがっていましたが、今は学校を一番に考え、休みたくないからお菓子を食べすぎないようにしよう、と自分で気をつけるようになってきました。また、5年生になって、バスケットボールクラブにも入りました。小さい頃は引っ込み思案でしたが、学校生活にも前向きに取り組んでいます。

今は以前のような症状が次々にでることはなくなりましたが、時々豊富のお湯を送ってもらって顔につけることはあります。豊富で実際温泉に入るほどの劇的な効果はないですが、息子自身も「ちょっとつけたら安心できるおまじないみたいなもの」として使っています。

かゆさやつらさをお母さんまで共有したら大変

湯治開始の頃、当時5歳だった息子はかゆくて痛くて、そのつらさを「お母さんにはわかんないでしょ!」と泣きながらぶつけてきました。私はアトピーではないけれど、なんとかわかってあげたくて、でもわかってあげられず、私自身もどんどんつらくなっていきました。そんな気持ちを、たまたま湯治に来ていたアトピーの女性にお風呂場で打ち明けました。彼女は「かゆさやつらさをお母さんまで共有しちゃったら大変だよ。わからなくても大丈夫!」と明るく答えてくださって、私はその言葉にとても救われました。

また、長期滞在中にいつまでこのかゆくてじくじくの状態が続くのだろうと悩んでいたとき、湯治に来ていた小学校高学年の男の子のお母さんとお話をする機会がありました。その子も息子と同じぐらいの年齢で薬を止めてじくじくになり、何度も湯治に通って良くなったとのことでした。私にとって「このぐらいの年頃になれば落ち着くのかも」という希望が持てる出会いでした。

今回改めて、息子に豊富温泉のことをどう思っているか聞いてみました。「自分の体に合っているので、悪くなったら行こうかなと思っている」「野球やサッカーなどができる場所があるし、のんびりできるから好き」そして「つらさをわかってくれる場所」と答えてくれました。温泉で様々な症状をかかえながらも頑張る人たちがいることを知り、息子なりに感じる部分があったのかもしれません。温泉を通じて湯治に来た人や地元の人など、いろいろな人と出会い様々なことを体験できたことで、私も息子も成長し少し強くなれた気がしています。

札幌と豊富の二重生活は、経済的にも負担になります。そういうなかでも、家族の助けや学校の理解もいただけて私たちは恵まれた湯治生活を送れました。私もそうでしたが、母と子だけで脱ステに向き合う日々はつらくなることが多いです。一人で悩んでいるより、できるだけ周囲の理解も得ながら今できることに一歩踏み出せたら良いと思います。私は息子のために豊富温泉を選んで良かったと思っています。

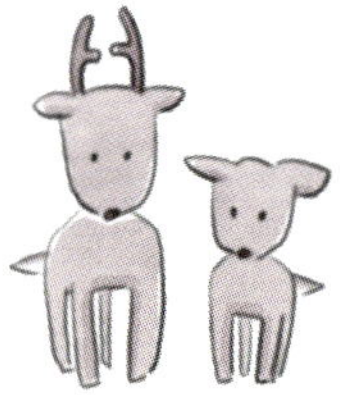

もっと私らしくいられるために、移住を決意しました

アトピー

家族に支えられて

奥山 瞳

（おくやま・ひとみ）1982年生まれ、岡山県出身。幼少の頃より、アトピーとぜん息を患う。介護福祉士として勤務していたが、アトピー悪化のため退職。脱ステにより2年間の入院・寝たきり生活。29歳で豊富に移住。現在稚内市の病院に勤務。

薬に依存していた身体

34歳になった今、苦しかったことや忘れようとしていたことを見つめなおし、改めて過去を受け入れるためにも、ここに綴りたいと思います。

私は幼少期からアトピーとぜん息を患っており、病院と薬を頼りに生活していました。そして、そこにはいつも家族のサポートがありました。かゆみでなかなか寝つけないとき、眠りにつくまで身体を掻いてくれたりなでてくれたりしたこと、包帯を巻いてくれたこと、薬を塗ってくれたこと、夜中の発作で幾度となくおんぶして病院へ連れて行ってくれたこと。幼い頃のことですが、今でも鮮明に記憶しています。

アトピー治療に関しては、症状がひどくなれば病院へ行き、薬をもらうということを繰り返していました。病院では変わらないやりとりで、薬がポンと出されます。病院で処方される薬に加え、民間療法もいろいろと試みました。学生になり容姿を気にする年頃になってからは、身体用の強い薬を自分勝手に顔に塗りたくり、薬で抑えてコントロールする日々です。

社会人になってからは認知症の閉鎖病棟に勤め、介護福祉士としての仕事にやりがいを感じ、仕事に遊びにそれなりに楽しんですごしていました。けれどもこの頃から、薬を塗っても塗っ

ても症状に波があり、うまくコントロールできなくなっていきます。

あるとき、全身悪化で病院へ行くと即入院。夜勤もあり就労時間も長い不規則な仕事からの影響だったのかもしれません。1ヶ月程、塗り薬、飲み薬、注射、点滴治療をすることでツルツルの肌を取り戻し、アトピーが良くなったと喜んで退院しました。仕事を休み迷惑をかけてしまった分、頑張ろうと意気込み、すぐに職場復帰しました。日常生活が始まると、悲しいことにツルツルの肌は、あっという間にアトピー肌へと戻っていきました。アトピーでの悩みはつきず、将来への不安が消えることはありませんでしたが、それでも私はまだ本気で体と向き合おうとはしていませんでした。

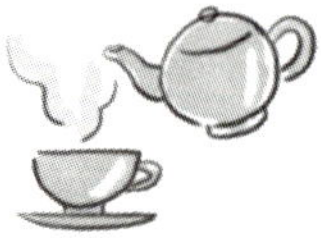

脱ステと両親の献身的なサポート

仕事を辞めたことを機に、九州にあるアトピー専門の治療施設を訪れ、そこではじめて同じ悩みを持った人たちとの出会いがありました。その方たちのほとんどは、薬に頼らず治療していました。今までずっと抱いていた疑問や不安がほんの少し解消され、「これからは薬に頼らずに治していきたい!!」と気持ちを固めたのでした。

20年以上も薬を使い続け薬に依存していた体は、薬を断つことでみるみるうちにすごい状態になり、寝たきりとなりました。壮絶なかゆみ、痛み、不眠、頭痛……いつこのつらい状態から開放される日が来るのだろうか。ボロボロになり疲れ果て、生きる意味を見失いかけたこともありました。寝たきり生活が1年以上にもおよぶとは想像もしていなかったですし、自分の顔と体がこんなにも醜くなるとは思っていませんでした。今になって、自分の判断で長年使っていた薬を断つということは、大変危険なことだったと思います。

この頃、私の身の周りのことは、すべて自営業の両親がやってくれました。仕事がどんなに忙しくても、私の枕元に食事を準備し、落屑《らくせつ》まみれの部屋を掃除し、浸出液にまみれたシーツを交換し、体をさすってくれたり、氷枕を一晩中かえたりしてくれました。環境を良くし、食べるものに気をつかって、献身的にサポートしてくれました。3ヶ月程、地元岡山の温泉病院に入院したときは、遠いにもかかわらず祖母と一緒に何度か足を運んでくれました。

横浜に住む姉は帰省したとき、まるで生気がなく別人のようになった私の姿を見て、ひどくショックを受け、部屋を出て涙がとまらなかったそうです。「死にたい」「楽になりたい」と泣きじゃくりながら姉に電話をしたことが、今も記憶に残っています。

あの2年間を思い返すと、未だに胸が締めつけられます。どうしようもできない感情を家族にぶつけていました。私も苦しみましたが、家族も同じように、たくさんたくさん苦しんだと思います。

もしも、この頃に豊富温泉に出会えていたら……苦しみも違っていたかもしれません。

より改善する道を探し求めていたときに

先の見えない暗闇から明かりが見え始めたのは、薬を止めてから1年半がすぎた頃だったでしょうか。薬に依存した体から本来の自然治癒力が働き始め、皮膚は様々な症状を経て、少しずつ少しずつ再生していきました。

ようやく3年目に社会復帰し、介護される側から介護する側になれました。時々悪化する

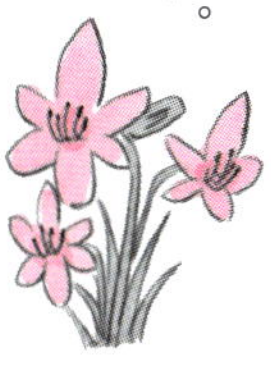

こともありましたが、薬を使わず漢方を飲んだりしながら、3年間は休むことなく在宅介護の仕事を続けました。

大悪化はなかったものの、より改善する道を探し求めていたときに出会ったのが豊富温泉でした。毎日1~3回、疲れない程度にマイペースで温泉に入り続けました。1ヶ月程湯治をすると、実際に調子が良くなるのを肌で感じることができて、豊富温泉の魅力を実感しました。同じ悩みを持った人たちがそこで湯治をし、移住をしている人までいることを知って、「こういう生き方もありなんだ」と思いました。悩みを分かち合える、気の合う仲間にも出会うことができました。そこでの繋がりがその後も続いていくとは、そのときには思ってもみませんでした。

温泉で元気になったあとも、岡山に帰ると環境の変化からか体調がすぐれず、ぜん息気味の日々が続きました。元々、季節の変わり目は体調を崩しやすかったので、ぜん息の薬は手離せませんでした。

30歳を目前にし、これからは体のことを一番に考えよう!! きっと豊富町に行けばもっと私らしくいられる!! そう思い、29年間すごした岡山を離れ、豊富町への移住を決意しました。出発の朝も体調がすぐれず病院で点滴、家に戻ると友達が見送りにきてくれていました。両親は高速道路に入るまで私の車のあとを追い、見送ってくれました。新たな生活への期待と持ち前の楽観的な性格で、多少の不安と寂しさからの涙も吹き飛ばしました。私が出発した後、もぬけの殻になった私の部屋で、いつも陽気な母が泣いていたことをあとになって、姉から聞きました。

転職というもうひとつの決断

２０１１年が終わる頃、豊富で再び介護職につきました。当初は、慣れない北国での生活や馴染めない職場、寮での一人暮らしで食生活も乱れ、ホームシックにもなりました。豊富温泉に入っていながらも、いろいろなことが重なり、徐々にアトピーが悪化してしまったのです。アトピーを理由に、自分に甘くなったり楽な道を選んだりはしたくなかったのですが、体の声を無視して無理をしたり頑張りすぎて、本末転倒でした。

そこで、移住を決めたときの決意を思い出し、天職だと思っていた介護職をやめることにしました。悔しさもありましたが、笑顔ですごしていくための選択でした。その後、１ヶ月程湯治に専念することで体の状態は回復し、回数も自然と減っていきました。

移住をしてから6年が経とうとしています。現在、日本最北端の稚内市でクリニックに勤務しています。医療助手としてゼロからのスタート。働きながら勉強をして、医療事務管理士と認定病児保育の資格を取得しました。「心友《しんゆう》」といえる移住仲間にも恵まれ、休日には豊富町へ湯治ではなく遊びに行くこともよくあります。

アトピーとぜん息が完治したわけではありませんが、なにかに頼ることもなく良い状態を保ちながら、自立した穏やかな日々が送れています。規則正しい就労時間と充実した休日により、睡眠や食生活が安定していることが大きな要因だと思います。

見放さず、見守り続けてほしい

29年間一緒にすごし3年前に亡くなった祖母は、私の体をいつも気にかけてくれて、体調が良くなったら、岡山に帰ってきてほしいと願っていました。遠い故郷、祖母に会いたくて寂しくて、涙がこぼれるときもありましたが、今はきっと近くで見守ってくれていると思います。祖母のある日の日記に、こう記してあります。

「月日が経つのが早いのでびっくりする。瞳ちゃんはどうしているかしら。お仕事に行っているから、どうぞ守ってやってください。今日は瞳ちゃんから優しい手紙をもらった。元気で暮らしていて良かった。生活にも少し慣れて元気でなにより。私は瞳ちゃんともう会えない？　元気で暮らしてください。北海道へ行って良かった。体に合ったみたいで良かった」

移住し2年ぶりに実家に帰省したときには、ベッドに横たわって小さくなった祖母と抱き合って泣きながら喜び、元気な姿を見せることができました。「よう帰ってきたな〜」と私の頭をなでてくれました。

今こうして笑顔でいられるのは、家族や豊富・稚内で出会えた周りの人たちの支えがあったからこそです。そして、豊富温泉、北海道の環境がなにより好きで、私には合っています。なにをもって「健康」というかは人それぞれですが、アトピーがあってもぜん息があっても、私は健康に私らしくすごせています。アトピーの情報があふれる社会のなかで、私は自分の意志で進むべく道を選択してきました。薬断ちを決意した日、移住を決意した日、転職を決意した日、それを機に私の人生は大きく変わったと思います。でも、自分で決めたことに後悔はありません。家族は私が出した答えにいつだって納得し、良い方向に向かうことをずっと願い、支え続けてくれました。それは今も変わりません。

アトピーで苦しむ方の家族に伝えたいこと。ぶつかるときがあっても見放さず、見守り続けてほしいということです。どこにもぶつけられないストレスやつらさが、家族を傷つける言葉や態度になることがあるかもしれません。けれども、それは自分の弱さをさらけ出し、受け止めてくれる存在であると信じているからこそです。家族が、本人と代わってあげることも、かゆみ・痛みを取り除いてあげることもできませんが、良くなると祈ってくれている気持ちが、心の支えとなります。

同じようにアトピーで苦しんでいる方たちに伝えたいこと。良くなることを信じて、あきらめないでほしい。死にたいと思うことがあっても、そこには悲しむ人、応援してくれる人がいることを忘れないでほしい。私はそう思います。

最後に、これからも小さな波はあるかもしれませんが、体と向き合いながら大切な人を大切にし、前向きに生きていきたいです。そして私の大切な人たちが苦しんでいたら、家族がそうしてくれたように、自分ができることを行い、少しでも力になりたいと思っています。

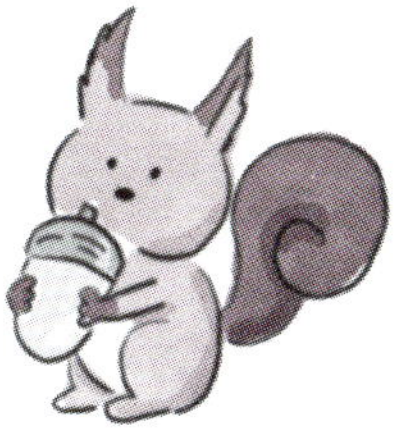

column

薬との向き合い方に悩み続けています

アトピーの息子を見守って
M・O

現在25歳になる長男Yは、幼少時から皮膚にアトピー症状の問題をかかえていました。はじめは病院で出された治療薬を使用していましたが、次第に悪化し、さらに強い薬を使用するという状態になりました。薬に対して疑問を感じていた頃、知り合いの紹介で「鉱泉治療」を始め、小学校入学前にはアトピーのことを忘れてしまうほどに改善しました。しかし、海外での3年間の高校留学時代に再び症状が現れ、日本から持参した治療薬を使わざるを得ない状況になりました。

帰国後、大学が決まったものの、入学前に症状が思うように回復せず、4月からの半期を休学することにしました。5月の連休の頃、これ以上薬に依存したくないと薬の使用を一時的に止めました。すると皮膚の状態が急激に悪化し、危機的状態に陥ったのです。幸いにも、連休明けを待って駆け込んだ病院での適切な処置のおかげで、事なきを得ました。今ふり返っても、冷や汗がでます。薬を止めることの怖さ、むずかしさを強烈に思い知らされる一方、「薬に頼り続けていていいのだろうか？」という思いを新たにさせられるような出来事でした。

その後、再び薬に頼りながら日常生活を送らなければならない、という現実のなかで出会ったのが、『アトピー性皮膚炎患者1000人の証言』(➡**P.163**)でした。書店で健康、家庭医学書コーナーを物色していて、偶然手に取った本でした。著者の安藤直子さんの体験談のひとつとして紹介されていたのが、豊富温泉での「温泉治療」です。

以来、Yは年に1、2度のペースで通うようになり、今に至っています。症状は、豊富滞在中は明らかに改善し、帰ってくるとまた少しずつ悪化するの繰り返しでしたが、長期的に見れば、階段を少しずつ上るように良くなっているようです。アトピーの症状から解放されるという確信を持つには至りませんが、薬を再度止めて1年、長いトンネルの先に光が見えてきたように感じています。しかし本人は温泉と出会ったあとも、薬との向き合い方に悩み続けています。豊富温泉との繋がりのなかで、Yが健康な皮膚を取り戻してほしいと切に願っています。

豊富温泉で湯治

before&after ビフォーアフター

アトピーと乾癬によく効くと評判の豊富温泉で実際に湯治をした患者さんに湯治経過の写真を見せていただきました

R・Mちゃん（アトピー体験談 ➡P.34～40）

５歳ではじめて豊富温泉へ。その２ヶ月後から約半年間、母子で湯治滞在しました。

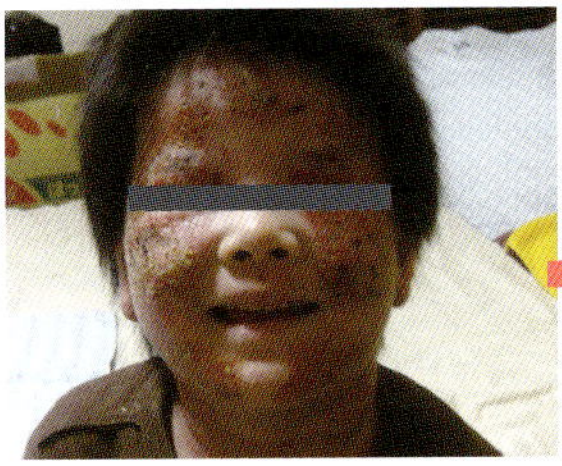

はじめての豊富温泉
湯治５日後（2011年４月）

痛み、ほてりで長くはお湯につかれなかったが、じくじくが少し乾いてきたように感じる。

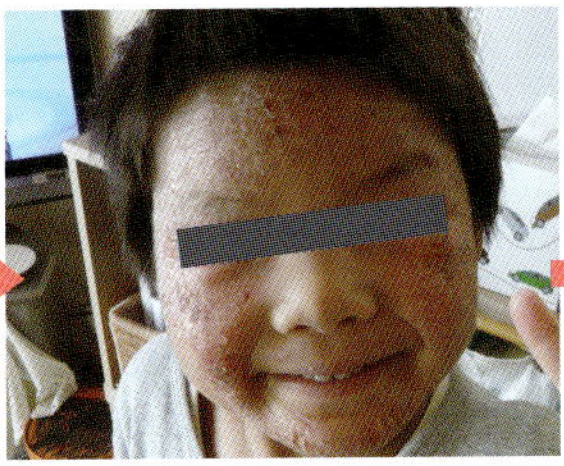

湯治１ヶ月目（同年６月）

じくじくがさらに乾いてきて、肌は全体的にカサカサになり、つっぱったような感じになる。

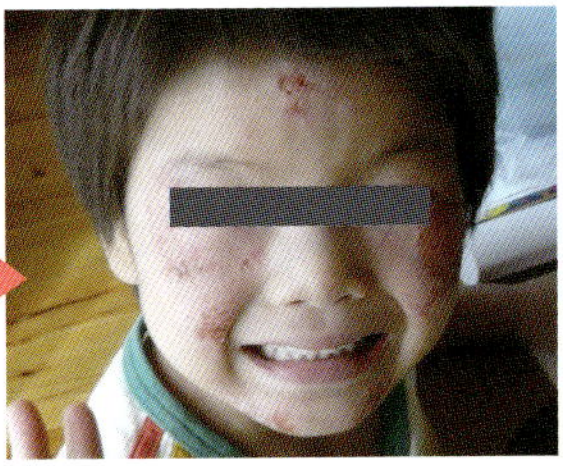

湯治２ヶ月目（同年７月）

傷がふさがって新しい皮膚ができてくるが、まだもろくてかき壊してしまうことも多い。

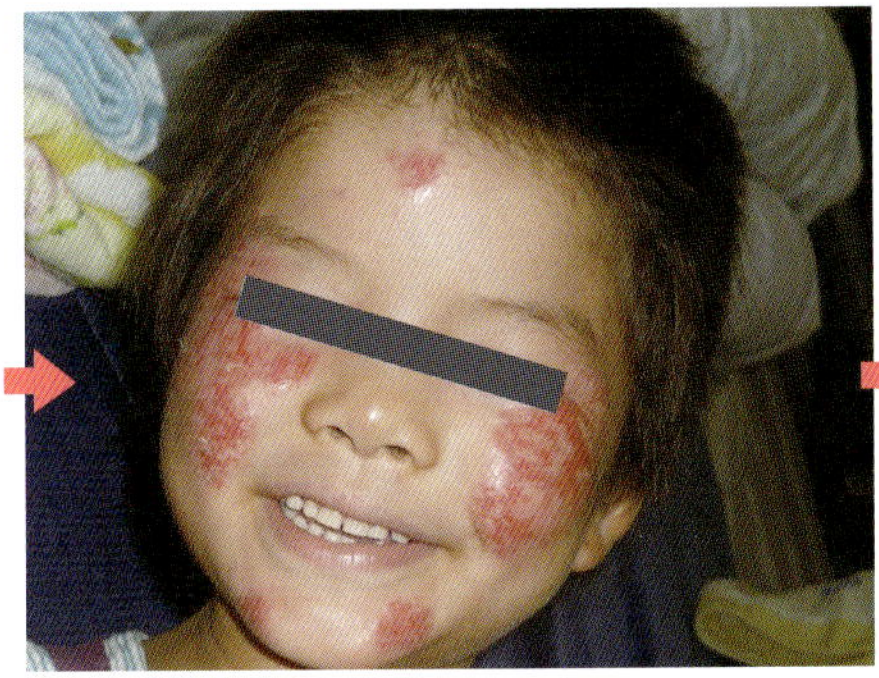

湯治３ヶ月目（同年８月）

お風呂上がりには赤みが増すが、赤みのなかには丈夫な皮膚が。

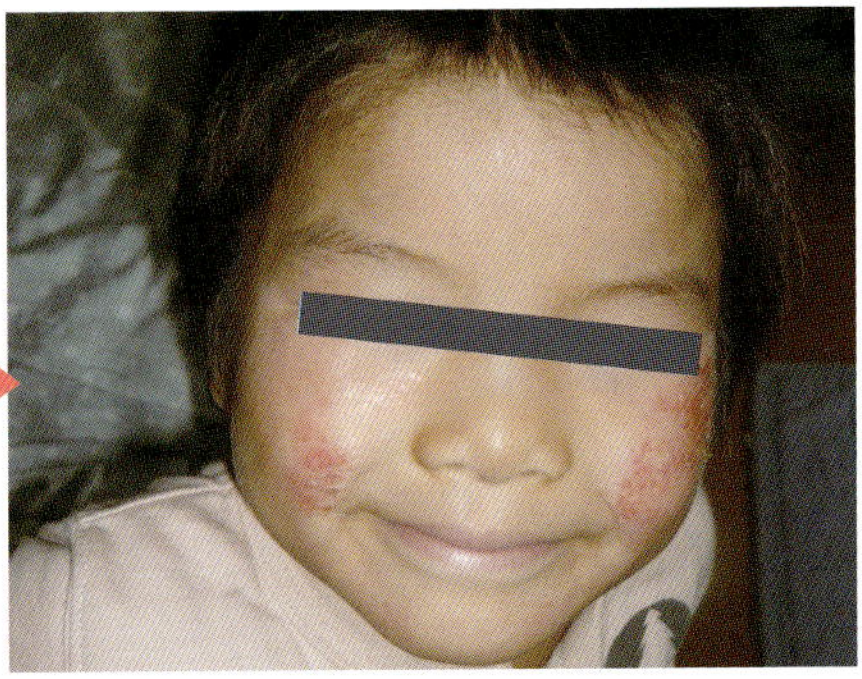

湯治４ヶ月目（同年９月）

丈夫な皮膚の範囲が増えて、少しくらいかいても傷つかない部分も。

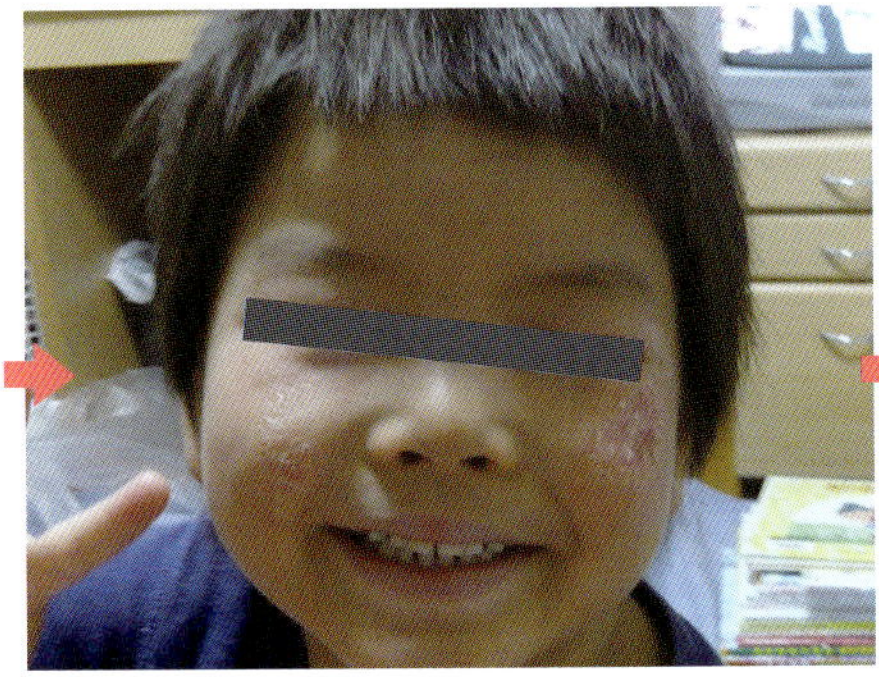

湯治５ヶ月目（同年10月）

さらに傷の範囲が狭まり、じくじくしなくなる。

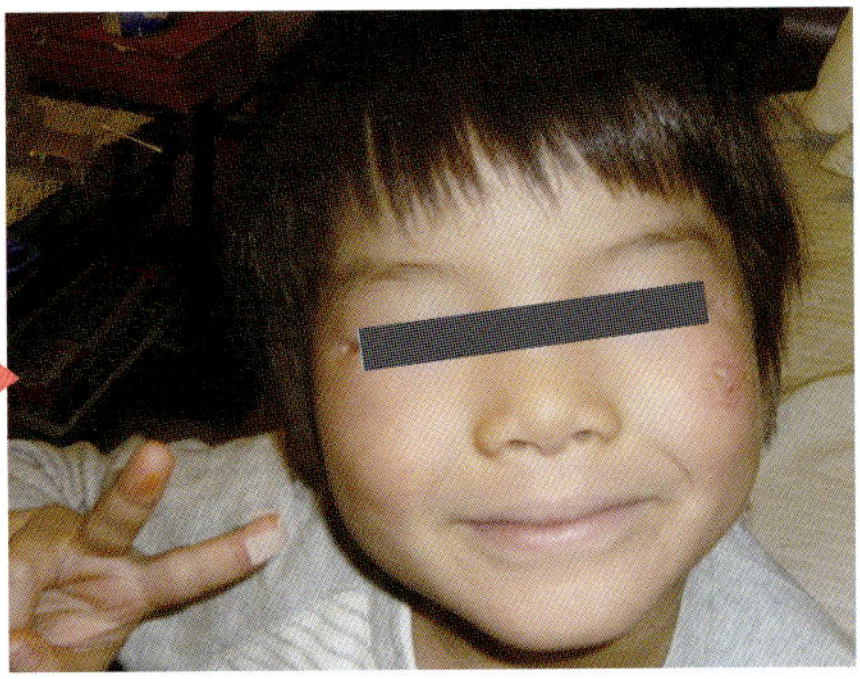

湯治６ヶ月目（同年11月）

ほぼ丈夫な皮膚に。

堂脇さとみさん（アトピー体験談→P.65～73）

妊娠出産を経て最悪の状況から湯治移住を選択。半年後には肌状態がある程度改善されました。

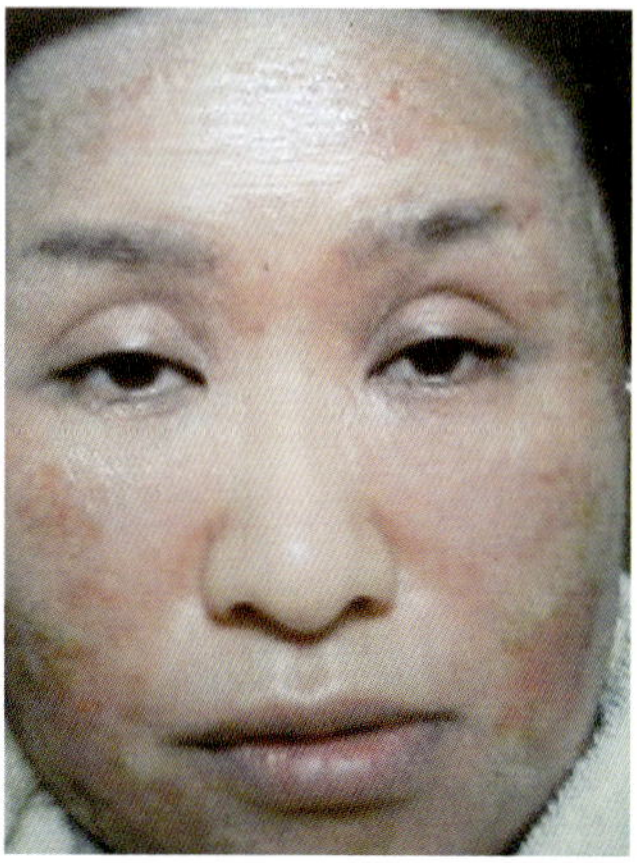

全身から滲出液が噴き出し、リンパ腺が腫れ上がり、目はわずかしか開かないほど腫れ上がる大悪化の状態。妊娠２ヶ月。（2006 年 12 月）

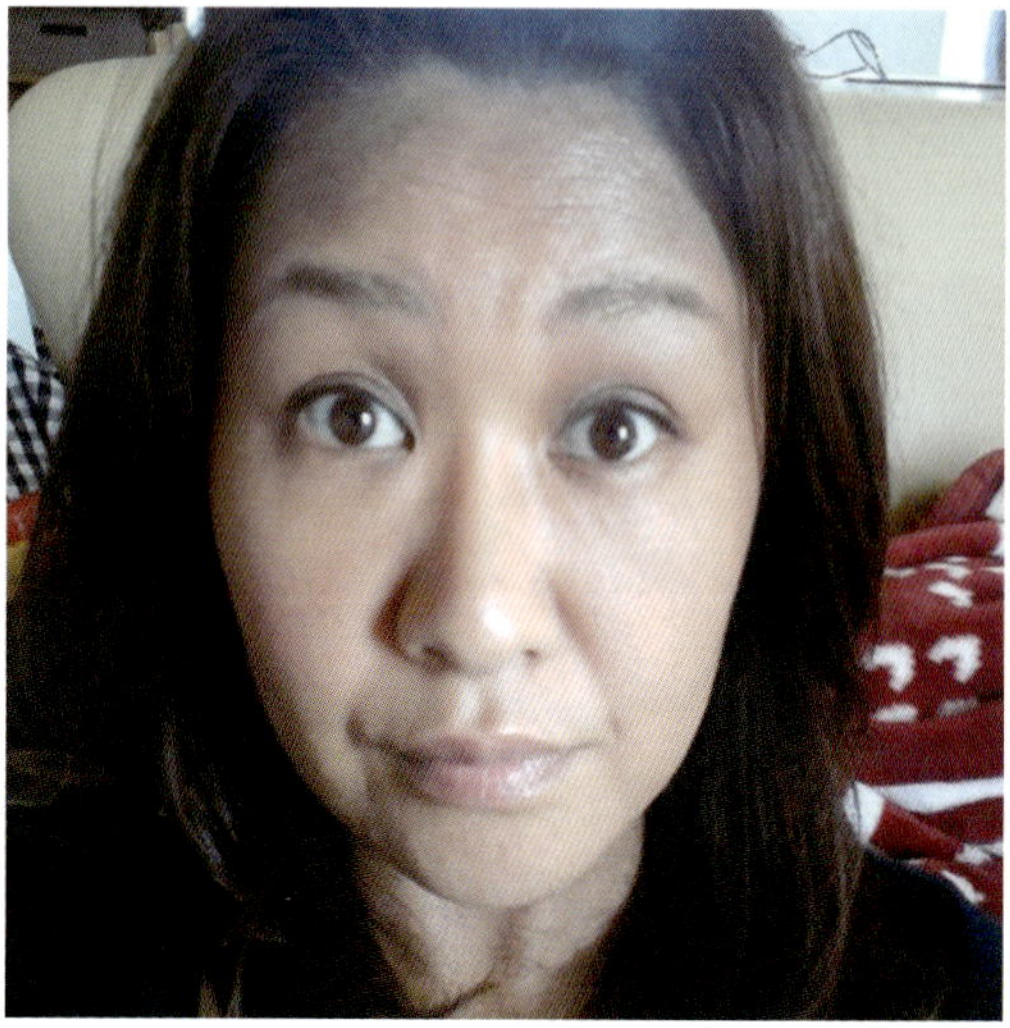

豊富に移住し、毎日１度の湯治を続け半年後。肌に弾力や柔らかさのような感触が戻ってきた。（2009 年８月）

矢部陽子さん（アトピー体験談→P.49～54）

スウェーデンから、はじめて豊富へ。３ヶ月間の湯治を経験。

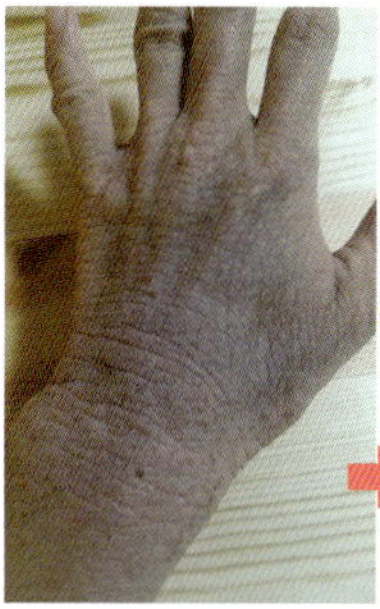

湯治前
（2015 年５月）

皮膚が硬くごわごわ（皮膚の苔癬《たいせん》化）していて、かき傷が多い。

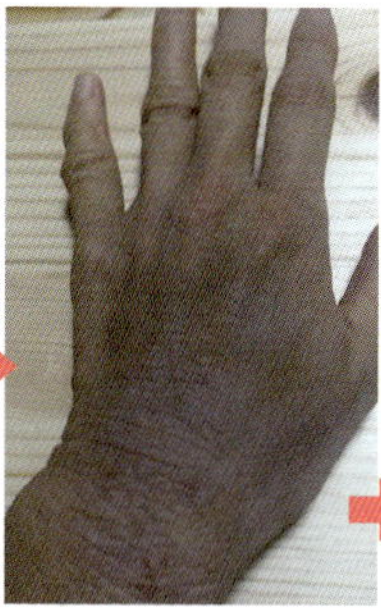

湯治３日目
（同年６月）

若干皮膚の表面が柔らかくなってきて、かゆみも少し減ってきた。

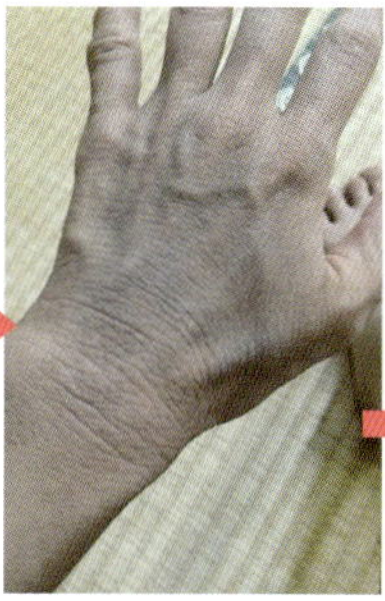

湯治３週間目
（同年６月）

皮膚の表面が滑らかになり、かゆみも大幅に減少した。

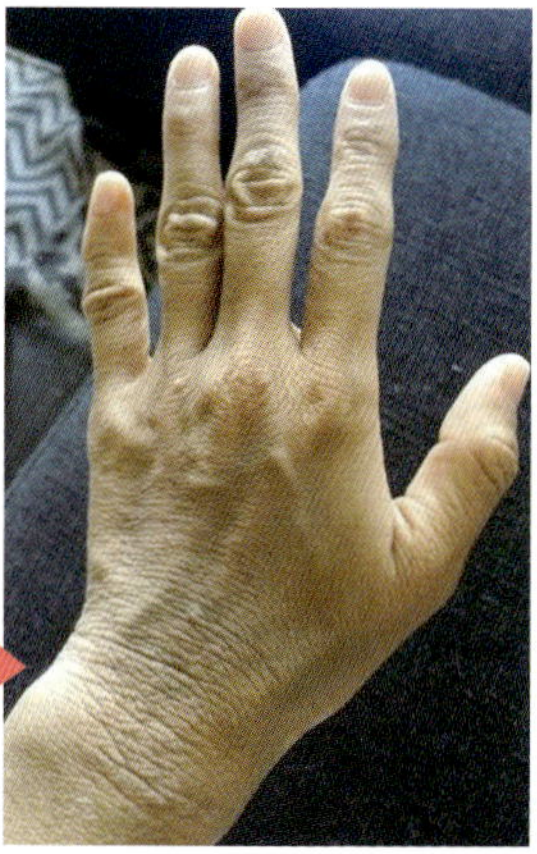

約３ヶ月間の湯治を経験し帰国３日目（同年８月）

脱ステの後遺症で手にしわは多いものの、かゆみはほぼなくなり症状は大分改善された。

安藤直子さん（アトピー体験談 ➡P. 8〜17）

（アトピー体験談 ➡P. 8〜17）

初日非常につらかった手が、6日目には炎症もかなり治まり、楽になりました。日毎に回復が見えるのが、豊富温泉の魅力です。

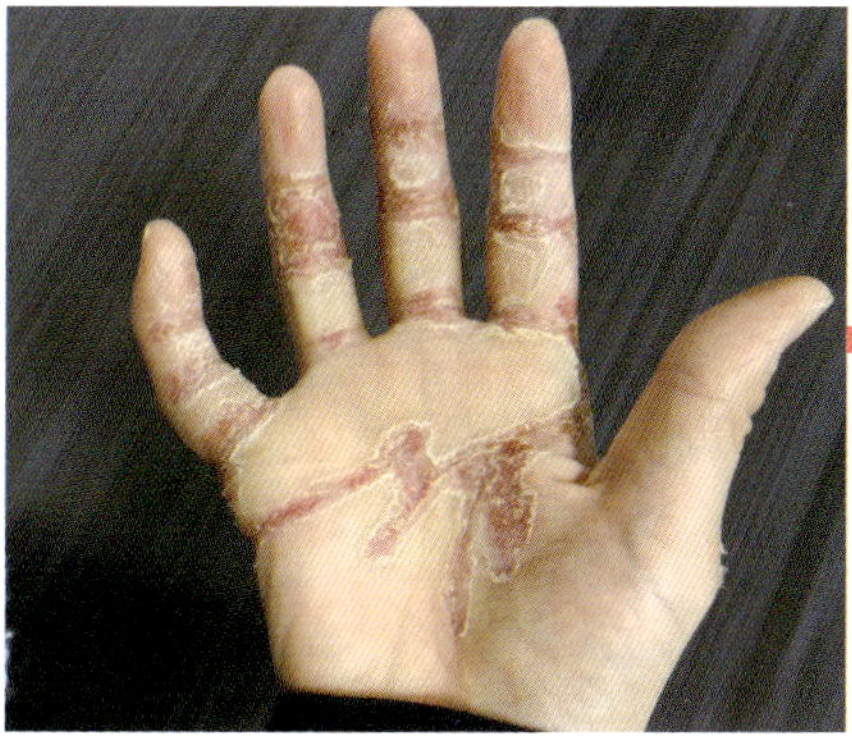
湯治１日目（2015年９月）

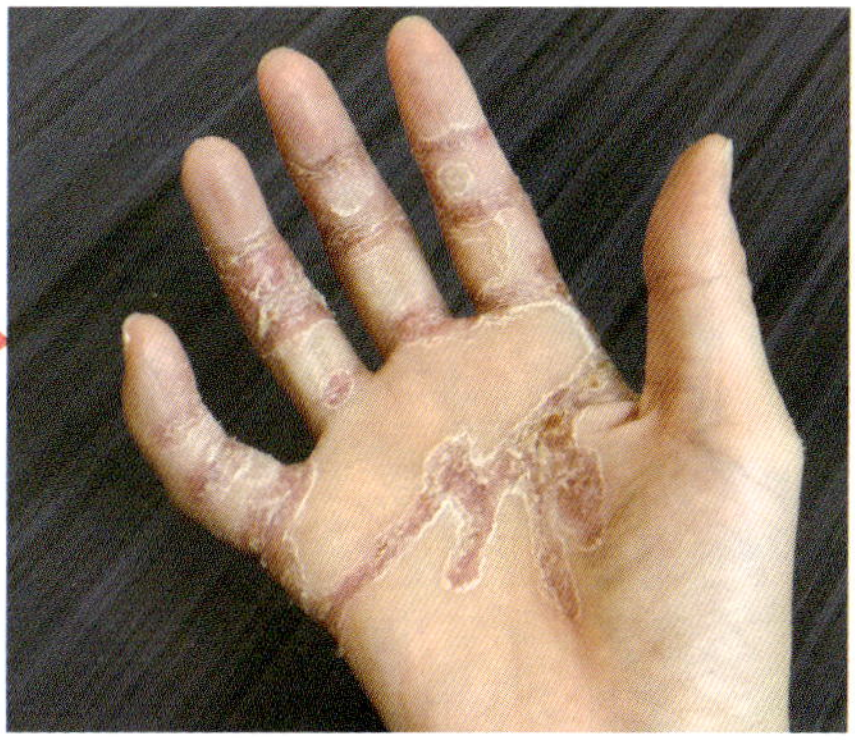
湯治２日目（同年９月）

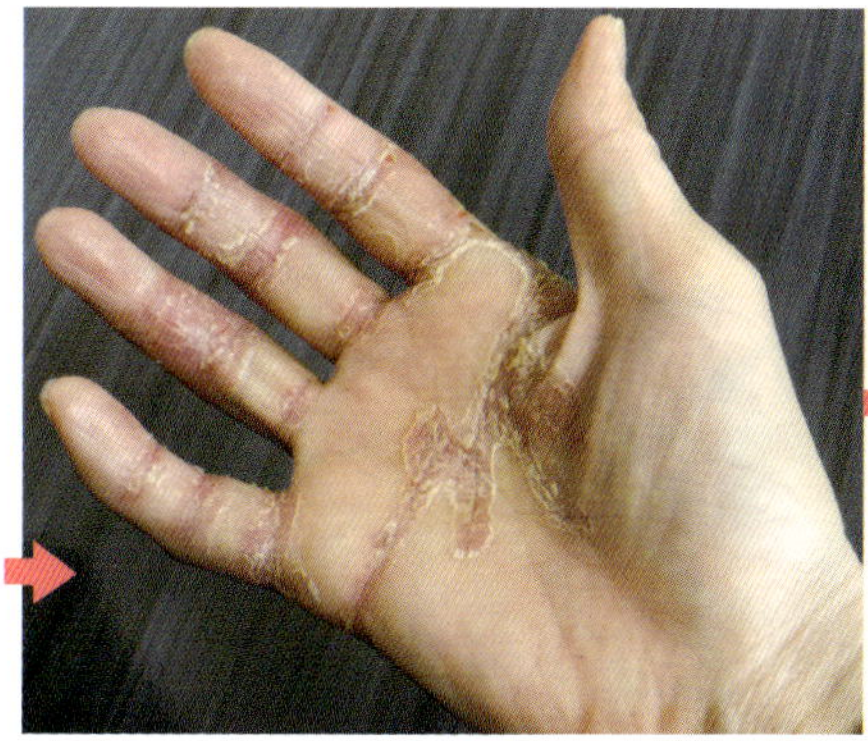
湯治３日目（同年９月）

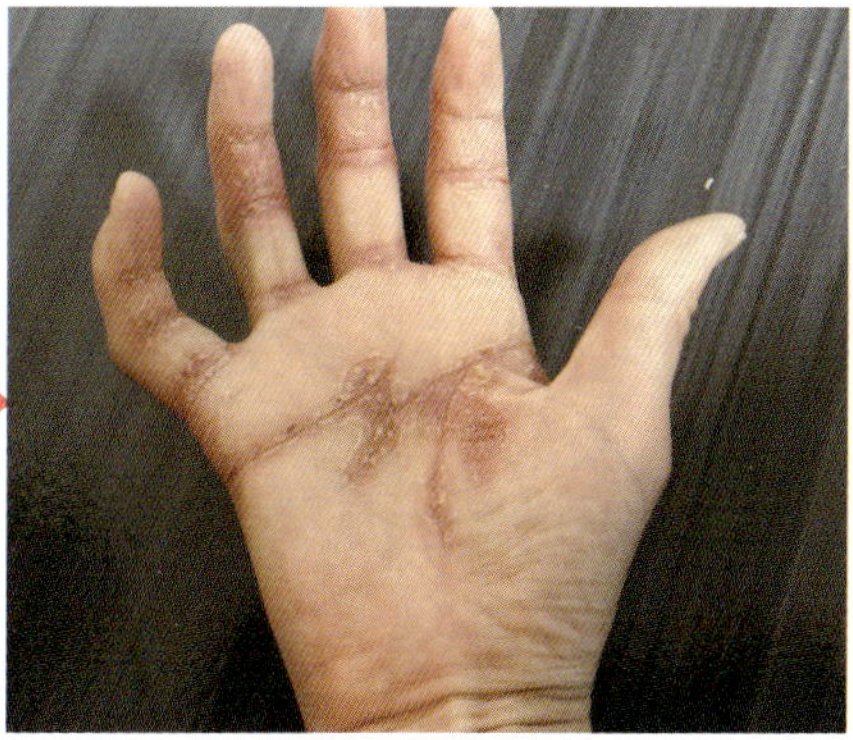
湯治４日目（同年９月）

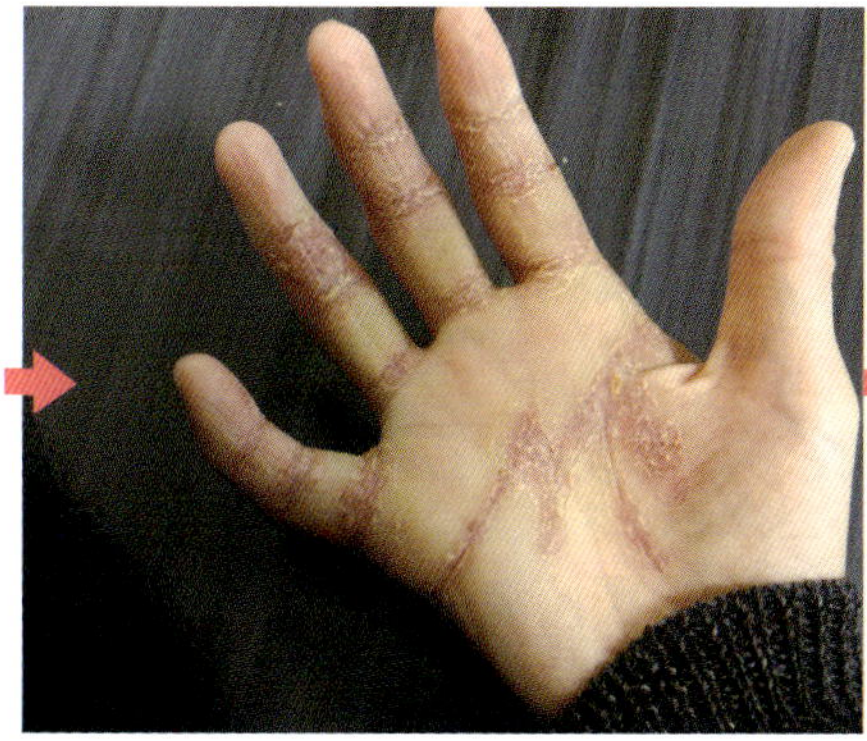
湯治５日目（同年９月）

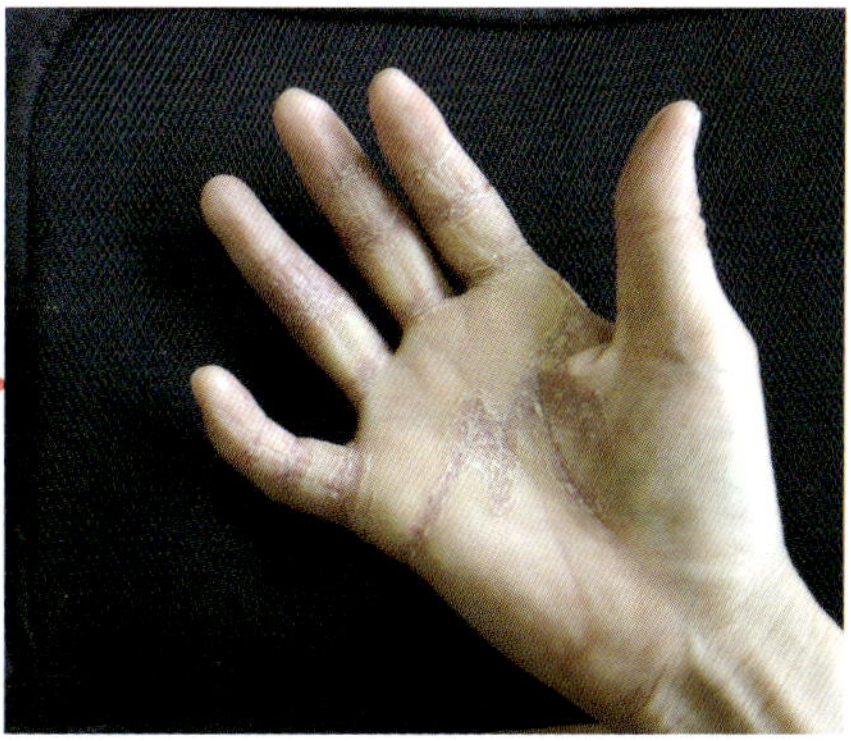
湯治６日目（同年９月）

岡部伸雄さん （乾癬体験談→P.58～64）

乾癬の場合、通常は2～3日の湯治では変化が出にくく、人によって、1週間、1ヶ月、3ヶ月後に変化が起きるという人もいますが、比較的早く良くなった例です。（写真3つ目までは背中）

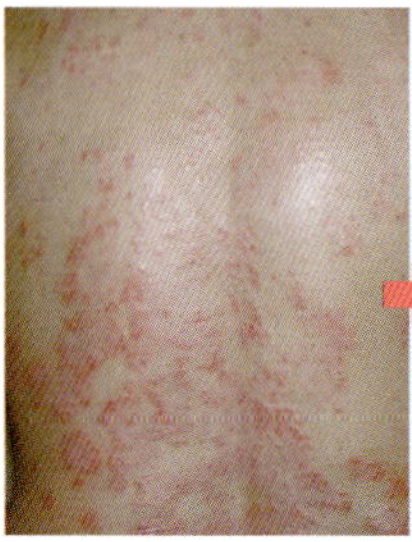

湯治1日目　58歳
（2001年10月）

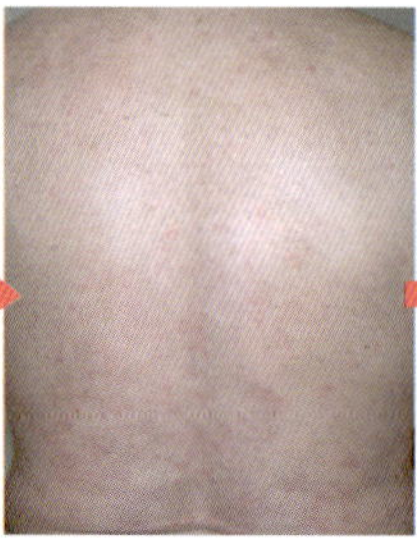

4泊5日の湯治を経て
8日後（同年10月）

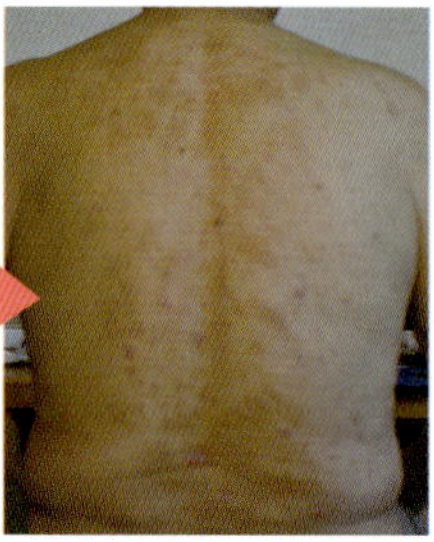

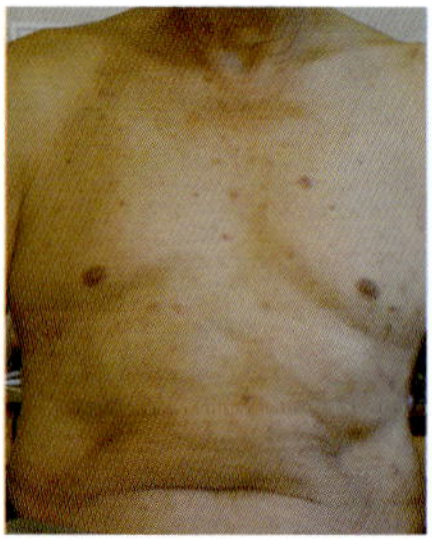

74歳（2016年8月）

約15年後、肌の状態はずいぶん安定している。光線治療や日光浴でできたシミも少なくなり、目立たなくなってきている。この間も年2回は湯治に通う。

写真提供／小林　仁

富田智恵さん （乾癬体験談→P.27～33）

18日間の湯治を初体験しました。日に日に明らかによくなっていくのがわかりました。湯治から帰った後もしばらくは効果が持続し、赤みもほとんどなくなりました。しばらく経つと、また赤みは出ますが、湯治前の状態に戻ることはありません。

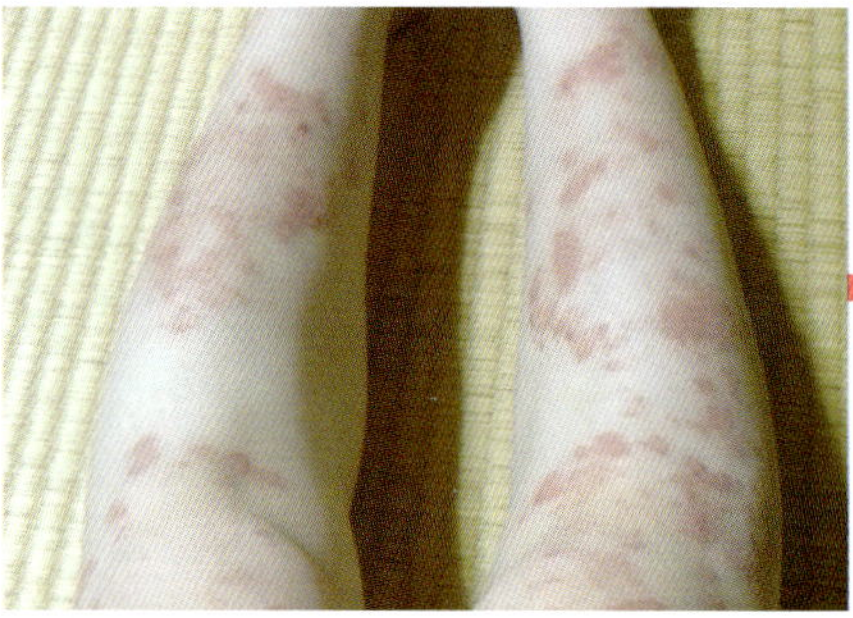

湯治1日目（2014年7月）

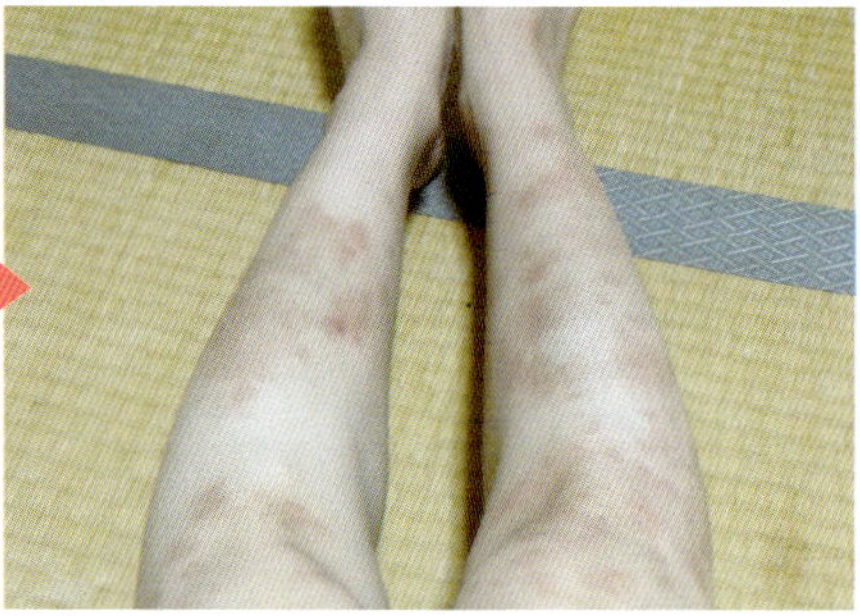

湯治18日目（同年7月）

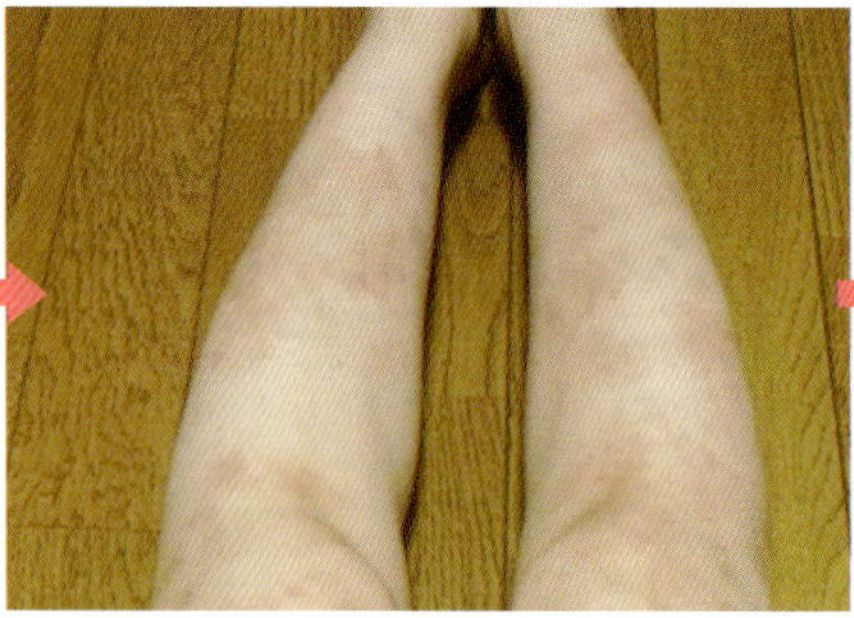

帰宅後15日後（同年8月）

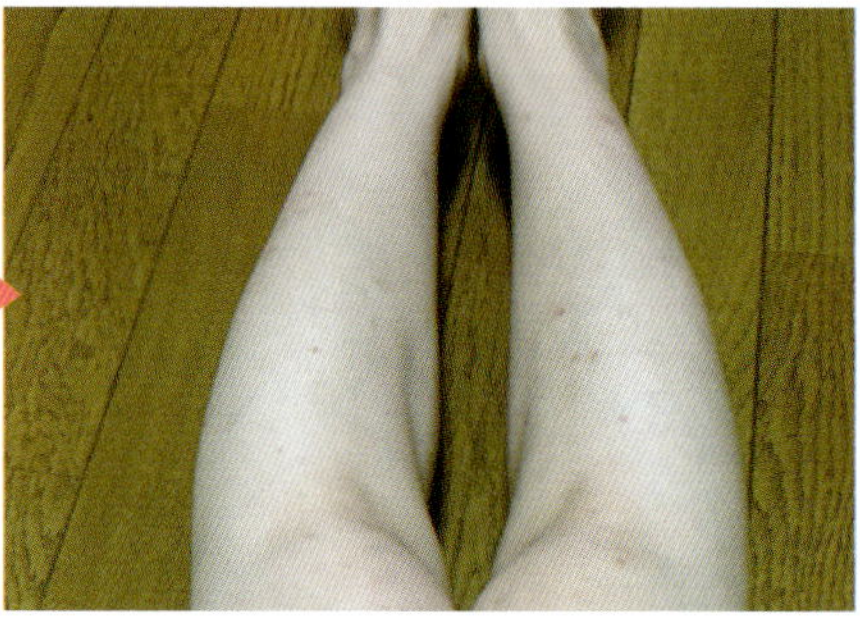

初湯治から約1年後（その間に5泊6日の再湯治を経て、2015年6月）

※写真（明記したもの以外）は、患者本人あるいはご家族に提供していただいたものです。

脱ステ以来3年ぶりに、社会復帰できたことが自信になりました

アトピー

スウェーデンから初湯治

矢部陽子

（やべ・ようこ）
1980年生まれ、静岡県出身。生後数ヶ月でアトピーと診断されるが生活に支障なし。就職して7年間ステロイドジェル剤を使用。32歳で脱ステ。その後、夫の実家のある北スウェーデンへ移住。2015年夏、豊富にて約3ヶ月の初湯治を体験。

薬を惰性的に使ってはいけない

生後数ヶ月でアトピーと診断されましたが、ステロイドはそれほど頻繁に使った覚えはありません。学生時代は夜寝ているときにかゆいことはあっても、生活に支障がでるとか、アトピーで毎日悩んでいたというわけではなく、なにかのきっかけで時々悪くなるといった感じでした。この時期に食生活などの見直しを図ったり、豊富温泉に通っていれば今頃は自然治癒していたかもしれないと思うと、とても悔やまれます。

就職後にステロイド入りの保湿ジェル剤を毎日使うようになり、それが7年間続きました。ある日、鍼灸院の先生に「薬を惰性的に使ってはいけない」と言われ、はじめてステロイド・ジェル剤の使用を止めてみることにしました。すると、4日後に顔がぱんぱんに腫れ、その後炎症が全身に広がっていきました。特に手がひどく、手の甲、指の全体の皮膚が掻くことでなくなってしまい、全面をガーゼで覆って長いこと生活していました。32歳、京都に住んでいるときでした。この頃はステロイドを急に止めるとリバウンドすることや「脱ステ」という概念をまったく知りませんでした。スウェーデン人の夫が心配してネットで調べてくれたのですが、検索したアメリカの脱ステ患者団体のサイトではじめて知ったのです。

その後、大阪の「阪南中央病院」への通院、入院を経て一度は症状は改善しましたが、なかなか脱ステ前の状態に戻ることがむずかしかったため、２０１４年に転地療法も兼ねて、夫の実家の近くの北スウェーデンの町に引っ越しすることにしました。北スウェーデンは日本よりも乾燥しているため、かゆみと乾燥で全身が苔癬《たいせん》化してしまい、それがなかなか改善せずにつらい思いをしました。それでもステロイドだけは二度と使わないと心に誓っていたので、なんとか状況を打開したくて、入院時に耳にしたアトピーに効く温泉、豊富温泉に賭けてみようと思ったのです。温泉のサイトを見ると、保健師さんが常駐し、無料でヨガもできると書かれていたので、とても魅力的な温泉場だと思いました。

本来のアクティヴな自分を取り戻す

体がしんどいなか、スウェーデンから30時間かけてようやく新千歳空港に到着し、さらに札幌から豊富温泉までバスで約5時間の道のりはつらかったです。到着すると早速コンシェルジュ・デスクで、豊富温泉は油分と塩分が多い泉質であると聞きました。全身に掻き傷があった私は、はじめしみるのではないかと心配しお湯につかるのが怖かったのですが、えいやと一気につかってみると、思いの外しみなかったので驚きました。その代わり、お湯から上がった後、脱衣所でかゆみと痛みを感じましたが、それもはじめの5日間程だけだったように思います。

湯治湯に毎日2回、30分から40分程つかり、2週間もすると全身が大分良くなりました。2週間をすぎてからは、湯治湯は私には温度が低すぎると感じ始めたので、温度が高めの一

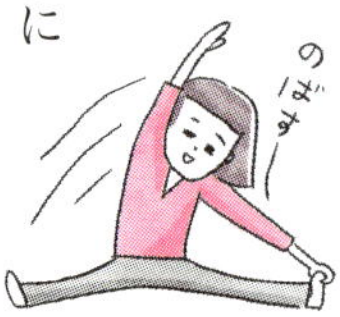

般湯に15分から20分程入るようになりました。夜寝る前のかゆみがほぼなくなり、脱ステ以来3年ぶりに熟睡できるようになったのには感動しました。

おかげで皮膚はぐんぐん回復し、心もどんどん元気になっていきました。湯治に行く前からウェブサイト制作に興味があったのですが、温泉のサイトの求人情報であるウェブサイト制作会社を運命的に見つけ、アシスタントの仕事に就かせてもらえることになりました。そこで、ウェブの勉強のために、滞在を当初の予定の1ヶ月から3ヶ月に延長しました。いつしか本来のアクティブな自分を取り戻し、気がつくと3つもバイトをかかえ、富良野への弾丸日帰り旅行、ふれあいセンターにてスウェーデン講座の開催、温泉の夏祭りの司会などにも挑戦し、約3ヶ月の湯治生活を満喫していました。豊富温泉に行く前には、こんなに楽しく充実した湯治生活が送れるとは夢にも思っていませんでした。

湯治というと一般的には温泉につかるだけの療養生活を思い浮かべられると思いますが、私の湯治スタイルはなるべく帰ってからの生活と同じように忙しくすごすことでした。お湯につかるだけの生活だと体力がなくなり、スウェーデンに帰ってから仕事を始めて忙しくなったときに、ゆったりとした湯治生活とのギャップで体調を崩したり、皮膚が悪化するのではないかと心配だったからです。

また、運動も頻繁にするように心がけていました。私が滞在していた湯の花荘やコンシェルジュ・デスクでも無料でレンタサイクルができたので、天気が良い日にはウェブサイト制作会社のオフィスまで、片道7キロの道のりを自転車で通っていました。温泉街から町の中心へはサイクリングロードがあり、緑豊かな自然のなかを爽やかな風を感じながらサイクリングすることができるんです。好きな音楽を聴きながらのサイクリングは、とても気持ちが良かったです。温泉でのヨガも大好きで頻繁に参加しました。湯治仲間と稚内にテニスをしに行ったり、豊富の体育館で卓球をして汗を流せたことも良い思い出です。上手な湯治客の人たちにコーチしてもらい、湯治中にテニスと卓球の腕が格段に上がりました。これも豊富ならではでしょうね。

心の栄養が早い回復を促してくれた

豊富温泉の良い所は、アトピーの患者さんがアトピーであることを隠さず、開放的に生活ができる点です。普段は症状がでている箇所が隠れるような服を選んでいますが、そんなことも気にせずに着たい服が着られるのは、アトピー患者にとってとても幸せなことなのです。私が脱ステ以来3年ぶりに仕事ができたのは、湯治客を温かく受け入れてくれた豊富町のみなさんのおかげです。そんな町の雰囲気が、久しぶりに仕事をする私の不安をかき消してくれたのだと思います。豊富温泉に移住している元湯治客の先輩方も、湯治客の私たちにとても優しく接してくれ、よく遊びや観光に連れて行ってくれました。豊富温泉は小さな町なのに夏祭り、花火大会、トヨトミサイルという音楽フェス等々イベントが多いので、そういった場で、いろいろな人と簡単に友達になれ、毎日をエンジョイしていたので、それがさらに心の栄養になり、早い回復を促してくれたのだと思います。お湯の効果も本当にすごいのですが、豊富温泉というコミュニティが湯治客にとても親切で温かく、一人で行っても孤独感を抱くことなく楽しい湯治生活をすごすことができる、これが豊富温泉の大きな魅力です。

皮膚は良くなるし楽しいので、多くの湯治客が一度行くとハマってしまうんですね。

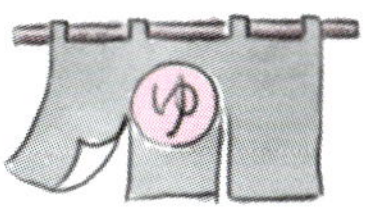

帰国後は状態をキープして社会復帰

完全復活した私は意気揚々とスウェーデンに帰国し、次の週に夫と約束していた南欧の旅に出かけました。始めのうちは皮膚は調子を保っていたのですが、途中のマルセイユから口の周りがガサガサになり始め、スウェーデンに戻ってからは、顔と首のアトピーがひどくなってしまいました。食事やデザートなどで小麦粉と砂糖を大量に摂取したこと、秋の南欧がスウェーデンよりもさらに乾燥していたことが原因ではないかと私は推測しています。帰国後アトピーに効くとされるジュース断食と、小麦粉、白砂糖、牛乳、卵を絶ちながらジョギングなどの運動もして、ようやく症状は回復しました。しかし回復に2ヶ月もかかりました。現在も前述の食事制限は継続し、ジムにも通ってベストとまでは行きませんが、まあまあの状態をキープしています。念願の就職も果たし、現在市内の幼稚園、小学校にて教師補佐の仕事をしています。今回就職に踏み切ることができたのは、豊富町で一度社会復帰が果たせたことが自信となったおかげだと感謝しています。

顔と首が帰国後に悪化してしまいましたが、それでも豊富滞在前の全身症状のつらさを思えばそれよりはずっと良い状態なので、湯治に行ったかいはありました。豊富温泉訪問前は、全身の皮膚がしわしわで苔癬化するまでひどくなっていました。ネットで調べてみると、この状態になってしまうと回復がむずかしく元に戻るまで時間がかかると書いてあったので落胆していたのですが、豊富温泉にて全身の症状はかなり回復し、今は所々症状がでるだけです。遠いとはいえ、本当につらくなったらまた駆け込めばいいんだと思える救いの場所が見つかったことは、これからの私の人生にとってとても大きなことです。けれども贅沢を言えば、もっと早い時期に来たかったと思っています。

スウェーデンからは交通費はかかりますが、湯治客向けの安価な宿泊施設が充実しているので、経済的に湯治ができます。私は1ヶ月3万円台の部屋を借りていました。時期にもよりますが、探せば現地でアルバイトもいくらかあるため、努力と工夫次第では滞在費用はいくらでも安価に済ますことができると思います。

しかし豊富温泉で良くなっても、私のように帰ってから悪化する人もいます。それはアトピーの症状は火傷などとは異なり、皮膚が治ったら終わりというわけではないからです。食物アレルギー、生活の乱れ、ホルモンバランスの崩れ等々、なんらかの身体的な原因がありそれが皮膚にシグナルとなって表れているので、皮疹の原因を突き止めてそこを改善しないと治らない病気です。豊富温泉には、温泉主催のヨガや体について勉強する機会が多く設けられています。それらを利用したり、ゆとりある療養時間を利用して自分の体と向き合い、なにが悪いのか、今後どういう生活をすれば良い皮膚の状態をキープしていけるのか、今一度自分がどう生きていくかを見つめ直すのに、豊富温泉は絶好の場所です。私の人生においても、豊富温泉での湯治はターニングポイントであったなあと感じています。少しでも多くのアトピー患者さんが豊富温泉のことを知って、回復の役に立ててくれればと心から願っています。

ふだん人に言えないことを、言い合える仲間がここにはいる

アトピー

薬を使いながら

S・T

（S・T）
1977年生まれ、大阪府出身。幼少期にアトピーを発症。高校時代に脱ステ。28歳で豊富温泉に出会い、年に1〜2回利用。20歳を過ぎて悪化。現在は薬を使いながら医療系の仕事に就く。趣味はツーリングなど。

大阪から北海道へバイクでやって来る

私は子どもの頃からアトピーです。当時、通っていた小学校では学年に一人しかいなくて、アトピーを知らない人が大半でした。ひじやひざがジュクジュクしたり、夏になるとかゆくなっていましたが、高校生のときにステロイドを使わずに治療したいと考え薬を止めました。

アトピーがひどくなったのは20歳を過ぎてからです。豊富温泉に出会うまでは、岡山の湯郷《ゆのごう》温泉で1年間の湯治生活を送ったこともありました。また毎年夏になると悪化するので、普通の生活ができなくなるとバイトをやめて、岩手県盛岡市にある上田病院に約3ヶ月入院して治療していました。ステロイドを使わずに治療する先生です。

私が豊富温泉のことを知ったのは、28歳の頃です。大阪からバイクで北海道に来て層雲峡のホテルでバイトをしていたとき、地元の従業員の人に「アトピーに良い温泉がある」と聞きました。その後興部町《おこっぺちょう》に行ったときにも、地元の親子に「臭いけどアトピーに良い温泉がある」と聞き、それなら一度行ってみようと、はじめて豊富温泉に入りました。一回入っただけなのに肌がしっとりとしてなんだか良い感じだと思いましたが、そのときは友達と北海道をツーリングしている途中だったので、その年は一回しか入りませんでした。

豊富の湯が忘れられず、翌年また入りに行きました。そのときは天塩町にある無料のライダーハウスから通っていました。お風呂のなかで知り合った人に湯快宿があることを教えてもらったり、毎晩ライダーハウスで北を目指す旅人たちと出会い、みんなでご飯を食べて夜まで話をしたことも良い思い出です。

豊富温泉も岩手での入院生活もそうですが、ふだん人に言えないことを言い合える仲間がたくさんいるということは、本当に気持ちが楽になりました。豊富温泉に入ると約2週間で肌が良くなりました。入院よりも早く良くなり、経費も安いです。それ以来、私は肌が悪くなれば豊富があると思いながら生活しました。

思いっきり体を動かして楽しんで

湯治中はいかに楽しくすごすか、ということを心掛けています。

お湯に長くつかれば、それだけ効果があると考えていた時期もありましたが、今は違います。私の入浴回数は朝と晩の2回です。そしていつも必ず朝一番の湯に入ります。お湯もきれいだし気持ちも良いです。約1時間程入りますが、混み具合やそのときの入浴メンバーによって変わります。そして必ず湯の花のような茶色い油のようなものを全身に塗ってそのまま上がります。それがとても私には効果があり、単なる保湿だけではなく、なにか肌を良くする成分が含まれているように思えます。単純に湯だけにつかるより、それを塗った方が私の場合は早く良くなります。

湯治を始めて数日後、少し良くなりだしたら、昼間はツーリングに出かけました。青く広

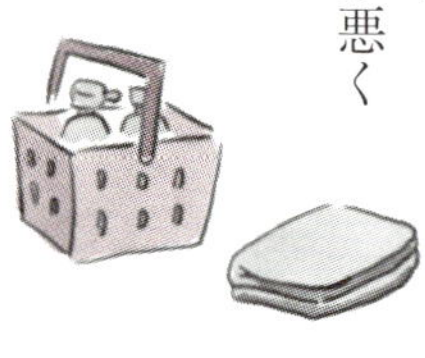

い空に本州では見ることのできない広大な景色。のどかな風景とおいしい空気。それにおいしい食べ物。なによりも北海道の人たちにいつも癒されます。そして湯治で知り合った人たちと、ランチに出かけたりドライブやサイクリングをしたりと、とにかく思いっきり体を動かして楽しんで、湯治生活を送るよう心掛けています。

仕事を続けるために

現在私は39歳ですが、この年になるといつでも仕事があるわけではありません。体まず仕事を続けるために、2年前から高校生のとき以来やめていたステロイドを使っています。また、プロトピックも併用しています。今では豊富に行くと2泊ぐらいしかできませんが、お気に入りの場所をツーリングしたり、お目当ての店に行ったりして、来訪を楽しんでいます。豊富で知り合った数名の友達とは今でも連絡を取り合い、時々連絡をしては仕事の相談をしたり家に遊びに行ったりしています。

私はアトピーのおかげで豊富に行き、様々な人たちと出会えました。健康な体だったら決して体験できなかったことです。科学的なことはわかりませんが、私にとって豊富温泉は間違いなくアトピー症状を良くしてくれています。

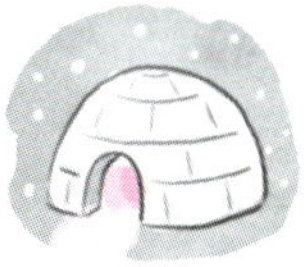

乾癬《かんせん》

湯《ゆ》快《かい》宿《じゅく》管理人となって、患者仲間の役に立ちたい

患者会を設立

岡部伸雄

（おかべ・のぶお）
1942年生まれ、北海道・浦河町出身。43歳で乾癬を発症。患者会「乾癬の会」設立に参加。1993〜99年乾癬の会事務局長。2002〜08年湯快宿管理人。二十数年豊富温泉を利用し寛解の状態を維持。

衝撃の原油効果を体験

乾癬の発症は1985年、43歳の頃です。職場の精神的圧迫が続き心身とも憔悴しきっているときでした。即、北海道大学附属病院に入院加療しました。翌年退職し1年の療養後、再就職しましたが乾癬はまた増大し、再入院。退院したものの、増大傾向はおさまらず、耐えながら仕事を続けました。1991年の暮れ、北大病院皮膚科の小林仁先生らと3人の患者から「患者会を作りませんか」と誘われ、翌年1月の会結成予備会議に出席しました。

その会議で、「私は豊富温泉でよくなった。行く価値がある」と発言した青年がいました。私は「最先端の医学でも治せないのに温泉などで治るのだろうか」と思いましたし、だれもそれに反応する人はいませんでした。当時は「こうすれば治る」というエセ療法が横行していた頃だったからです。これが豊富温泉を知る始まりでした。

1992年4月の「乾癬の会」発足総会で、私は役員の一人に選ばれ、会報の編集担当になりました。編集に取り組んでいた私に、「豊富温泉湯治に行ってきた女性がきれいな皮膚になった」との情報が耳に入りました。私は会報に載せたいと思い、その方を訪ねました。取材後に、彼女から「試しては」と、3本の黒い液体の入った瓶をもらいました。原油です。

当時の私の乾癬は体中に広がりつつあり、3度目の入院を考えていました。しかしそれは、再就職したばかりの身には再度の失職を意味していましたので、効果を疑いつつ塗布を続けました。2週間経った頃、腕の乾癬が消えていることに気づきました。もしやと額と頭髪の間際の乾癬を鏡で確かめたところ、やはり薄くなり始めています。それまで乾癬は入院したとき以外、どんな薬や治療でも増えることはあっても減ることはなかったので、〝これは原油効果だ〟と思いました。同じ頃、女性の役員が1ヶ月の湯治に出かけ、良くなっていく写真を送ってきました。もう疑う余地はありません。衝撃の豊富温泉効果を確信した瞬間でした。以来、会報に豊富温泉湯治の記事を連載するようになりました。

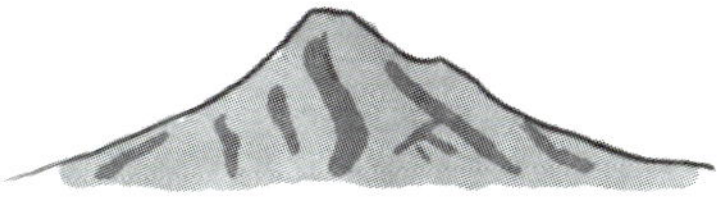

湯治ツアーは患者会活動の柱のひとつに

　1993年2月、私は豊富町役場の清水係長（当時）を訪れ、豊富温泉で湯治ツアーを開催するための協力をお願いしました。快く話を聞いてくださった清水係長は、宿と送迎バスの手配、1人あたりの費用の計算までして、親身に相談にのってくれました。こうして同年9月、「第1回豊富温湯治ツアー」が実現しました。以来、乾癬の会は学習懇談会と会報の発行・発送、会員を増やす事業に加えて、湯治ツアーに取り組むようになりました。ツアーで私たちは、温泉に入れたことに歓喜し、浴衣を着られるというだけではしゃぎました。同じ病の仲間と夜を徹しての語り合いが、なににも勝る宝でした。

　迎え入れた豊富温泉の人たち、温泉通の住民の方たち、町役場の皆さんの優しさも格別でした。湯治専用の湯船や湯快宿ができたのも、当時の菱田町長が湯治ツアーで来ていた私たち患者の要望を聞き入れてくれたことで実現しました。これはツアーの取り組みがもたらした成果です。ふれあいセンターの待合室に乾癬の会名入りのおしゃれな飾り時計、湯快宿には大鏡がありますが、会が感謝をこめて寄贈したものです。

全国、世界に知れわたった豊富温泉

私は2010年までの間に、全国各地で行われた日本乾癬学会時の患者会ブースと乾癬患者学習懇談会に、12回も会代表の一人として参加しました。そのたびに原油を持って、後述の「温泉湯治の手引き」ができた後はパンフも持って出かけ、学習懇談会では発言時間をいただいて温泉湯治効果を伝えてきました。こうして豊富温泉は乾癬患者ばかりでなく、多くの皮膚科医師にも全国的規模で知られるようになり、道外からの湯治者も増えていきました。

こうした活動を通じて、道内ばかりでなく全国から患者仲間が北海道の患者会「乾癬の会」に入会しました。当然豊富温泉への注目度も高まり、問い合わせや原油購入の要望も多くなりました。原油は、知り得た使い方や注意事項を印刷し、同封して送りました。また、2000年に私は小林仁先生と一緒に、サンフランシスコで開かれたアメリカの乾癬患者の会主催の世界会議に、初の日本人患者として参加しましたが、そのときも原油を持って行きました。当時はアメリカ同時多発テロ事件発生の前でしたので、チェックも厳しくなく機内に持ち込めたのです。原油はカリフォルニア大学のクー教授に渡しました。

世界会議では、いろいろな分科会のなかに「転地療養・温泉療法」というのがあったので参加しました。イスラエルの死海、アメリカのソープレイク、アイスランドのブルーラグー

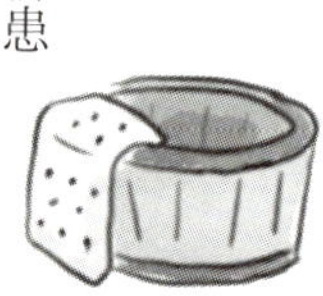

ンが紹介されました。印象に残っているのは、ソープレイクとブルーラグーンでは温泉にある泥状のものを塗布して改善していくということですが、豊富温泉の原油塗布と似ていました。また、いずれも医療機関が建てられていて深く関わっていましたが、これは参考にすべきと感じながら、効果については、豊富温泉はこれらに勝るとも劣らないなと思いました。

湯快宿の管理人になって

私が、湯快宿の管理人になったのは2002年6月です。当時、私が考えていた目的は、豊富温泉の効果を医学的、科学的に解明したいとの思いと、湯治に来る乾癬患者仲間の役に立ちたいということでした。赴任してからつくった詩があります。名古屋の湯治仲間が立派に清書してくれましたが、新しい湯快宿に今も貼ってあります。

〝湯快宿〟
それはアトピーや乾癬を癒《いや》す砦《とりで》
たくさんの患者仲間が
ふれあいセンターの油が浮かぶ湯に
からだと心をゆだね
寛解をめざして戦う砦
癒し難い病気にさいなまれ
嘆き、苦しんだ心を
患者仲間と支えあう砦
アトピーや乾癬を持つ身体であっても
楽しい未来をめざしつつ
語り合う砦
「談笑室」は仲間同士が語り合い
支えあう拠点として
いつも明るい笑顔と
さまざまな人生ドラマに満ち満ちている

この詩の精神と思想は、患者会運動で培ったものですが、湯快宿運営に貫いた原点で、取り組みのすべての発想のベースでした。

6年間の宿管理人時代、湯治仲間とのいろいろな人生ドラマがありました。それらはホームページ「湯快宿日記」の他に、エッセイ風にまとめたものを小説として「ぶんげい宗谷」誌に載せたもの（32、33、34、35号　小説「豊富温泉湯治ドキュメント　湯快宿物語」）や、小説家で「無言館」館長の窪島誠一郎氏が執筆した小説『かいかい日記―「乾癬」と「無言館」と「私」』（平凡社）にも（➡163ページ）あります。また、2006年3月に退職後まとめた「豊富町での吾が6年の歳月」や湯治場のうた「湯快宿物語」に記録として収録してあります。

ホームページ「湯快宿日記」が果たしたもの

湯快宿に赴任してすぐに、ホームページを立ち上げ、全国に発信しました。特に力を入れたのは「湯快宿日記」でした。

ある日、湯治をしていた方の家族がいらして、『湯快宿日記』を見ていますが、どのようにすごしているのかがわかり安心しました」と話されたことがあります。家族の方は、日本最北の秘境でどうしているのか心配だったのでしょう。「湯快宿日記」は、湯治する方へのメッセージだけでなく、家族への情報発信でもあったわけです。日記には「○○県のSさん」というふうにイニシャルで、湯治状況や日常生活などを紹介していたのですが、読む家族は自分の息子だ、夫だ、親だとわかるのですね。これが大変うれしかったようです。

その他にもホームページを通じて、豊富の素晴らしい自然環境や、湯快宿の空室状況を知らせたりすることによって、湯快宿の利用は飛躍的に伸びました。ホームページへのアクセスは16万回におよびました（２００８年6月頃の時点）。

アンケートから生まれた「温泉湯治の手引き」

湯快宿に赴任した２００２年の秋、屋久島で日本乾癬学会・全国学習懇談会がありました。私はみんなに見せたいと思い、乾癬やアトピーの湯治仲間の湯治前と後の写真を持っていきました。ところが小林先生は「アトピー患者も効くと話したら、多くの皮膚科医から批判が起きる。まだ話すのは早い」と言われ止めました。乾癬への効果は小林先生が10年近く湯治ツアーに同行し検証しています。しかし、アトピーの場合は、当時はまだ検証している皮膚科医はいませんでしたから、医者や研究者でない私が話しても、受け入れられないのは当然のことでした。それならきちんとしたものをつくろうと思い立ちました。

以後、1年かけて１００名以上の湯治仲間のアンケートを行いました。アンケートは、統計学を学ぶ湯治仲間の大学生の案を使いました。この結果に、豊富温泉の古老や私自身をふくめ長く湯治をしている乾癬やアトピーの経験者の話を加味しながら編集し、「温泉湯治の手引き」を完成させました。これを小林先生に監修してもらい、公開の運びとなりました。これまで、湯治の仕方や湯治期間、経過などは口頭で伝えていましたが、はじめて活字になりました。全国に３０００部程普及しました。

湯治を医療のひとつに

２００６年5月、第22回日本臨床皮膚科医学会で、乾癬患者の私と、アトピー患者の安藤直子さんが発表できる機会がありました。感動したのは、イブニングセミナーの司会をした小林仁先生の趣旨説明でした。「治療のガイドラインやＥＢＭを肉付けし、温泉療法を皮膚疾患治療に加えたらどうか」という提案でした。私はスライドを使って湯治の経験を話し、①患者と医療機関の連携　②医学的、科学的解明への協力　③豊富温泉存続のため国や道の支援の実現　④温泉湯治を皮膚疾患治療のひとつと認め、健康保険の適用実現への協力　の4点をお願いしました。

私ごとになりますが、２００６年3月に脳内出血で倒れました。幸い命を取り留めたのですが、手足と言語に障害が残りました。町の配慮と妻の援助で２００８年まで管理人を続けましたが、体力的にかなわず退職し札幌に帰りました。でも、年2回は湯治に通っています。豊富温泉を知って以来、入院することはなくなり、湯治と小林先生処方のビタミンＤ３外用剤塗布との併用によって、二十数年の長きにわたって軽快・寛解の状態を保ち続けています。

アトピー

飲み薬も塗り薬もいらない、本物の〝健康〟を手に入れることができました

全身にステロイドを塗り続けた10代

大悪化でネオーラル服用

堂脇さとみ

（どうわき・さとみ）

１９７４年生まれ、北海道旭川市出身。10歳でアトピーと診断され、20歳までステロイドを毎日全身に使用。21～24歳で脱ステ。26～30歳に治験でプロトピック使用。32歳で妊娠、出産直後に大悪化しネオーラルを８ヶ月間服用。１歳半の息子と豊富へ移住。

私が「アトピー性皮膚炎」と診断され、はじめてステロイド外用剤を処方されたのは、10歳のときです。赤ちゃんの頃から、肌がカサカサしていて炎症が絶えず、０歳から大学病院へ通い、「乾燥性皮膚炎」「アレルギー性皮膚炎」と言われ、軟こうを出されていました。もしかしたら、既にその頃からステロイド外用薬を処方されていたのかもしれませんが、ハッキリしているのは10歳のときです。それからは、大きな容器に入った体用のステロイド軟こう、小さな容器に入った顔用、チューブの足用、ローションタイプの頭用と、とにかく全身くまなく薬を塗る毎日でした。

小学生の頃は、手指の炎症があまり改善されず、雑巾をうまく絞れなかったり、フォークダンスのときに手をつなぐことを嫌がられたりしました。「うつる」と誤解されたことも多く、つらかった記憶があります。病院へは１～２週に１度のペースで通い、皮膚症状に改善が見られないと、すぐに違う薬がだされましたが、特に説明はありませんでした。

見た目には、高校を卒業する頃まではなんとか抑えられていたのですが、就職してからは、いくら薬を塗っても炎症はおさまらず、気が狂いそうなかゆみが続きました。皮膚は薄く張

りつめたベニヤ板のように乾燥して水分も油分もなく、毛穴も見えないようなバリバリゴワゴワで、真っ黒真っ赤。そこにひたすらステロイド薬を塗り、黒光りした顔で生活していました。近所の子どもたちからは「オバケ」とからかわれるほど、短期間に見た目が激変していました。病院へ行っても、「もっと強い薬に替えるから、もっとしっかり塗って」としか言われず、その状態は改善されないままに塗り続け、自分の体はどうなってしまったのか、不安で仕方のない生活でした。

20歳を過ぎた頃には、極度の鉄欠乏性貧血で鉄剤の点滴と飲み薬が必要になり、いくら水分をとってもむくむだけでオシッコがでなくなり、利尿剤も手放せなくなっていました。精神的にもまいってしまい、両親の勧めもあり、一度退職してしっかり体調を整えようということになりました。ところが、実際には治療にはお金がかかりますしゆっくり休んでいるわけにもいかず、退職後すぐにあまり人目につかない経理事務の会社に入りました。

ある日、社長の奥様から、「あなたのような顔をした人たちをたくさん知っているんだけど、ステロイドってお薬を使っているんじゃない?」と言われました。そこではじめて、「自分はステロイド薬で炎症を抑えることのできない限界のところまで来てしまったのではないか?」と気がつきました。心のどこかでは、もうこの薬を塗ってもダメなんじゃないかと薄々感じていても、それを認めてしまったらこの先どうしていったらいいのか、怖かったのも本音で、認めたくなかったんだと思います。本当に気づいて動き始めないと、このままでは生きているのもつらいという状態まで追いつめられていました。

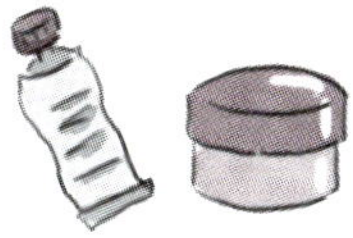

脱ステからプロトピックへ

そこから、自力でのいわゆる「脱ステ」が始まります。これがただただ壮絶でした。薬を一切やめて、1週間後には、滲出液だらけ、リンパ腺はパンパンに腫れ、全身の炎症からは常に血がにじんでいました。一番ひどい状態だった頃は、顔が腫れ上がり、口を開けると炎症で皮膚が裂けてしまうので、3ヶ月間ストローで流動食をとりました。家では裸でベッドにただ横たわるしかなく、仕事の時間になると、なんとか服を着て出勤するという日々だったのです。

父からは、「どうして薬をやめたんだ。今すぐ入院しろ！」と強く叱責され、半年間まったく口をきいてくれない時期もありました。一昨年、父は他界しましたが、今思えば、目の前で苦しんでいる娘を見ているのは自分がそうなる以上につらかったんだろうなと、私も親になり当時の父のことを理解できるようになりました。

脱ステ中は、まさに藁《わら》にもすがる思いで、ありとあらゆる民間療法に何百万円単位でお金をかけました。母親に霊媒師のところへ連れて行かれたこともあります。

豊富温泉とのはじめての出会いは25歳の頃、3年かけて自力でなんとか乗り越えた脱ステがある程度落ち着いてきた頃でした。当時、友人が肌の改善のためにと、気分転換もかねて、週末ごとに道内の温泉めぐりに連れて行ってくれていました。

あるとき稚内の温泉に行ったのですが、足首まで入った瞬間に強い塩分の泉質がしみて、激痛で入れず、痛みで全身真っ赤になってしまったことがありました。仕方ないのであきらめて帰ることにしたのですが、その途中でたまたま立ち寄ったのが、豊富温泉だったのです。

稚内の温泉での激痛の直後なので、かなり警戒して片足を入れ、両足を入れて、全身つかる頃には、身体の緊張もほぐれ、手足を伸ばしリラックスして温泉に入ることが出来て、ビックリしました。何年ぶりだったでしょうか、痛みに身体をこわばらせることなく、心地よくつかっていられることが、気持ちよくて、うれしかったのです。

その後、壮絶な脱ステをやっとの思いで乗り越えたと思ったのに、再び悪化状態になり、大学病院へ1ヶ月間入院しました。そのときから、治験でと勧められた「プロトピック」を使い始めました。それからは、プロトピックで症状をコントロールしていましたが、5年程たつと、ステロイド使用時の末期状態のように、薬で炎症を抑えられなくなりました。30歳のときです。

大学病院の主治医からは、即入院を勧められたのですが、その間時々行っては効果を実感していた豊富温泉で、まずは1週間湯治したいと頼みました。豊富ではプロトピックを一切やめ、「脱プロトピック」を試みたのです。最初の4日間は一気にリバウンド状態になり、顔は真っ赤に腫れあがり目もなかなか開けられないほどに浸出液が噴き出しましたが、5日目から落ち着きだし、1週間できれいな肌状態にまでなりました。

旭川に戻り、主治医に見せると本当に驚いていました。それを機に、2週間に1度湯治に通ったり、時には1～2週間滞在しての湯治を続けながら、妊娠までは良い状態をキープしていました。

出産後の緊急入院でネオーラル服用

32歳のとき、アトピーはこれまでにないほど大悪化しました。結婚して4年目に、第一子を授かり、ホルモンバランスが変化したことによるものでした。それまでに免疫異常が原因と思われる流産を二度経験しているということから、皮膚科医と産婦人科医が連携してあたってくれました。妊婦の体には負担がかかり流産するおそれが高いというので湯治は止め、胎児に影響がないというステロイド治療を再度受けることになりました。いずれ落ち着いたら脱ステすることを条件に。

妊娠中はステロイドが劇的に効き、無事出産することができましたが、出産1ヶ月後から薬が効かなくなり、再び悪化。出産から4ヶ月後には、全身の紅皮症と脱水の合併症で緊急入院しました。脱水により2日間尿がでない状態で、心臓にかなりの負担がかかって命の危険があるとのこと、医師よりはじめて「ネオーラル」の内服を勧められました。ネオーラルは、一般的にはアトピーの患者に使う薬ではなく、通常は臓器移植などに使われることや様々な副作用があること、長期間使う薬ではないことなど、そのリスクについても説明を受けました。それでも、今の状態を落ち着かせるためにはこれが有効だと思うので使いたいと言われました。生後4ヶ月の息子への授乳も中止しなければなりません。そのときの私は、息子のためにも、今の状況を乗り越えるにはその治療に踏み切るしか道はないんだなと感じ、ネオーラルの服用を受け入れたのです。

服用後すぐにネオーラルは劇的に効き、ステロイド外用薬も併用しながらの治療になりました。退院後は2週間に1度、血中濃度を測りながら薬の量を調整し減らしていきましたが、

8ヶ月が過ぎた頃、検査の結果、一度服用を止めてみることになりました。しかし止めると、ステロイドやプロトピック中止のときと同じようにリバウンド状態になり、また全身の炎症に苦しむようになりました。ステロイド外用薬は塗り続けていましたが、全身の炎症は悪化し続け、なにをするにも激しい痛みが伴い、まさに這《は》いつくばるように生活していました。

〝薬物治療の限界〟から選んだ唯一の方法

当時赤ちゃんだった息子と一緒に、このまま逝ってしまおうか、それともこの子だけ残して逝こうかと、思いがめぐったこともありました。ステロイドもプロトピックもネオーラルも、緊急で使うには効果を感じました。けれど私の場合は長期で使用すると、その効果を得ることはむずかしくなり、悪化の一途。使用を止めると一気にリバウンド状態の繰り返しで、その頃には、心底、〝薬物治療の限界〟を感じていました。

私が、健康な体を取り戻し、息子を育て生きていくためには、これまでの経験から絶対に改善するという確信を持てた唯一の方法、豊富温泉での湯治しかない。選択肢はもうそれ以外にはありませんでした。良くなる自信みたいなものはあるけれど、一人で日に何度も湯治できるわけではなく、息子を抱きかかえながらでは一日に一度、10分程度がせいぜい。改善するまでにどのくらいの日数がかかるかわからないなかで、湯治に通う体力もそのときの私にはなく、移住という選択に行きついたのです。

引っ越しを決めてからは、不動産屋もなく、誰一人知り合いもいない豊富町へどのように移住すれば良いのか途方にくれましたが、姉に助けてもらいながらなんとか部屋を借り、温泉と行き来ができるように準備をしました。引っ越しして1週間後には実家の両親が旭川から息子を連れて来てくれ、母はそのまま1ヶ月間、生活のサポートもしてくれました。

それからは毎日、湯治に通いました。温泉での湯治はもう何度も経験していたので驚きはしませんでしたが、滲出液が止まらない状態だった炎症も段々と乾いていき、皮膚の落屑がすごかったところは薄い1枚の皮膚ができていきました。24時間続く痛みが日に日に和らぎ、いつも歯を食いしばって生活していた状態から、痛みやかゆみのない人間らしい生活を取り戻すまでに、3ヶ月程がすぎました。息子にも自然と笑顔を向けられるようになり、思い切って豊富町へ移住し湯治治療に賭《か》けたことを支えてくれた家族に感謝する毎日でした。

その頃から、今度は息子に突然の炎症が、頭から腰のあたりまでビッシリと広範囲に広がりました。稚内、旭川ではなかなか診断がつかず、札幌の皮膚科でアトピーだと診断されました。その日から私の湯治はお休みして、息子の湯治治療に集中しました。ふれあいセンターへも行きましたが、ポリタンクに温泉水を買ってきて、アパートの部屋にブルーシートを敷き、大きなたらいに温めた温泉水を入れ、息子の好きなDVDを見せながら、家でも毎日湯治を続けました。そんなことができるまでに、私の体が回復していたのは幸いでした。息子は1ヶ月程で、滴るほどに出ていた滲出液も止まり、3ヶ月が経つ頃には炎症の後もキレイになっていました。

私にとって、湯治生活で息子は同志のような存在であり、まさに生きる支えでした。この子がいてくれたから乗り越えることができ、今の生活があるのだと思います。妊娠中は、どんなことがあっても戻るまいと思っていたステロイド治療を、お腹の子の命を守るために使いました。生後4ヶ月のときには、自分が生きて息子を育てるためにはどうしても必要なんだと、ネオーラルの服用もしました。健康な体で息子を育てたい、その想いで豊富町へ移住し、飲み薬も塗り薬もいらない本物の〝健康〟を、やっと手に入れることができたのです。

私が一番欲しかった場所に心からの感謝を

豊富に移住して2年、2011年に豊富町内の自宅兼店舗にて、「餅cafe&stayわが家」を開業し、湯治滞在中の人や町内外の人、親子連れのたくさんのみなさんにご利用いただいています。さらに、湯治滞在者のための女性限定シェアハウス「stayわが家」を2015年にオープンさせ、現在は、熊本、愛知、静岡、旭川出身の4人の方と同じ屋根の下で暮らしています。

7年前、1歳半の息子と二人で、誰一人知り合いのいない豊富町へ引っ越してきた頃、まだ全身炎症状態だった私は本当に心細くて、不安でいっぱいでした。どこにも行き場がなく、精神的に追いつめられていた時期もありました。人と、地域と繋がる大切さや安心感を痛感するなか、「わが家」はその頃の私が一番欲しかった場所です。将来的には親子湯治サポートに特化したシェアハウスや、ホームステイなども目標にしています。

人を輝かせるものがあるとしたら、それは夢や希望だと思います。私はこれまで夢を持つという経験がありませんでした。物心ついたときにはもう全身に強い薬を塗る生活が当たり前でしたし、社会人になってからは治療費のためにのみ働くような生活でした。

豊富温泉での湯治で健康な体になってはじめて、自分が一体どんなことをしたいのか、という夢を描けるようになりました。心も体も元気になることではじめて、人は夢を描き希望を持つことができるんだと思います。

かつて、職場でお茶を入れても、「お前みたいな手で入れられたら気持ち悪くて飲めない」と言われていた私が、今飲食業に就き、自分の手でつくった料理をお客様に召し上がってもらえる喜び。「美味しかった、ありがとう」と言ってお帰りになるお客様を見送るときには、心から感謝の気持ちが湧き上がってくるのです。

病はない方が良いに決まっています。私も息子もアトピーをもって生まれました。けれど、決して不幸ではありません。たくさんの学びと人との縁、生きる強さを、教えてもらいました。今の私は、薬を塗ることも飲むことも必要なく、あれだけ苦しんだ痛みやかゆみもありません。やっと手に入れた健康な体、今ここにある命、支え応援してくれる人たちに感謝して、これからも豊富で私にできることに力を注ぎ生きていきます。

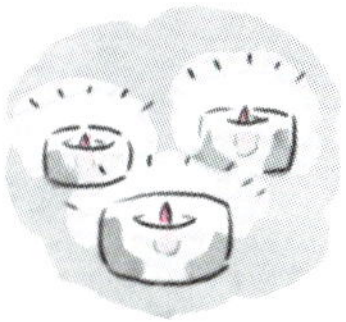

column

とある日の「お茶会」~仕事をテーマに語り合う~

30代　男性

豊富温泉に湯治に行くと、コンシェルジュ・デスクによくお世話になります。ここは湯治経験者がスタッフをしていて、自身の経験をふまえたアドバイスをしてくれます。また、様々なイベントも企画していて、「お茶会」という交流の場を毎月開催しています。

今回参加したお茶会は「仕事」がテーマでした。全体で十数名。最初にスタッフから、「みんなどんなふうに働いていて、どんなことがむずかしくて、今後どのようにしていきたいのか、それらを話すことでお互いの気づきになれば」と、趣旨が説明されました。まずは自己紹介。参加者それぞれ、自身の湯治に至るまでの体験を深く共有できました。

お互いに打ち解けた後、仕事をテーマに語り合います。仕事と体調のバランスに悩む人が多く、「うまく休息をとりながら働きたい」が、「休む勇気がない」「頼まれるとつい無理しちゃう」「自分の体調か、置かれている状況を優先するのか判断がむずかしい」などの発言が。また、「人前に出ると驚かれてしまう」「アトピーであることをなんとか隠そうとするのに疲れる」と、対人関係に悩む人。「体調が悪化すると身の回りのこともできなくなり、外食やタクシー通勤にお金を使う。なんのために無理して働いているのか」と、経済面で悩む人も。

共有される悩みに対して、誰からともなく「体を壊してまで働く意味はないよね」「まず体を優先しないと生活が成り立たない」などの発言。患者同士お互いに支え合おうという気持ちから生まれるアドバイスは、身に染みます。具体的な解決策の体験談も。「独立した方が自分で仕事のペースを作りやすかった」「湯治しながら仕事をすることを会社に理解してもらっている。湯治から帰ると、良くなっている自分を見て、周りも認めてくれる」など。

もちろん解決しない話題もあります。でも、自分の悩みを含む体験を聞いてもらう。もしくは人の悩みを聞く。それだけで、なんだか心が軽くなるし、向き合う力がわく気がしました。

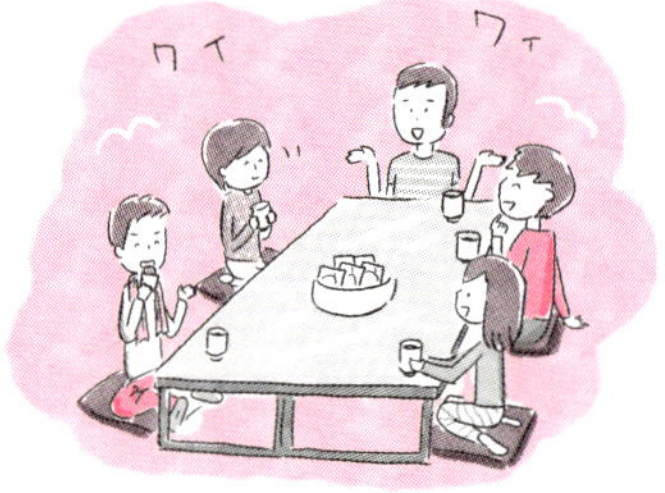

2章

お医者さん・研究者による

豊富温泉のすすめ

科学的に分析

豊富温泉の水質と効能は？

北海道立衛生研究所研究員
内野栄治

（うちの・えいじ）
1975年北海道大学水産学部卒。同大学院を経て、北海道立衛生研究所にて主に飲料水・温泉水の衛生学的、地球化学的調査研究に従事。1996年医学博士（東京大学）。2012年環境大臣表彰（温泉関係功労者）。著書に『水の分析』（化学同人）、『温泉を利用した健康づくり』（温泉科学）など。

はじめに――慢性皮膚疾患と温泉療法

現代医療は最先端の技術や薬物によって診療と治療を行い、病気の原因となるものを直接取り除いてしまうという特徴があります。一方、温泉療法は温泉地に滞在し、温泉水に含まれる化学成分の薬理作用や温熱・静水圧などの物理作用だけでなく、気候、運動、食事などを通して体が本来持っている自然治癒力を間接的に引き出し強める療法として広く知られ、特にヨーロッパ諸国で広く実践されています。現代医療の進歩は目覚ましいですが、それらの療法では治すことがむずかしい場合もあり、日本でも温泉が慢性疾患、特に慢性皮膚疾患の患者にとって最後の拠り所として利用されている例も多く、その効果については大きな関心が寄せられています。

ここでは慢性皮膚疾患患者に多く利用されている豊富温泉の水質を解説し、その効能についてアトピー性皮膚炎（以下、アトピーと略す）を取り上げ概説します。

水質について

豊富温泉の成り立ちは油・ガス田地帯に胚胎《はいたい》した化石海水とされます。そのため、温泉は塩分濃度が濃く、原油とメタンガスを含んでいます。まず基本的な項目であるpHは7.4〜7.7の範囲にあり、道内でも代表的な中性もしくは弱アルカリ性に分類されます。また環境省の大まかな泉質の分類法によると、豊富温泉は道内で最も多く、また全国各地でも多く見られる「塩化物泉」に該当します。

そこで、その中身についてもう少し詳しく見てみます。一般に温泉水を含む海水、地下水などの水の主要成分は、陽イオンとして Na^+, K^+, Mg^{2+}, Ca^{2+} の4つと主要陰イオンとして Cl^-, SO_4^{2-}, HCO_3^- の3つから成ります。しかし、表1に示すように、豊富温泉の陽イオンでは Na^+ がほとんどを占め、ミリバルというイオン種濃度の割合で示すと、約97%を占め、陰イオンでは Cl^- が約79%、HCO_3^- が約21%を占め、SO_4^{2-} がまったく検出されません。つまり、この温泉は Na^+ と Cl^- と HCO_3^- の3つの成分、すなわち $NaCl$（食塩）と $NaHCO_3$（重曹）の2種類の化学物質から成ります。さてこれら

表1：豊富温泉の典型的な泉質　（出展：参考文献4）

成分	濃度（mg/kg）	ミリバル %
陽イオン		
ナトリウムイオン（Na^+）	4652	97.12
カリウムイオン（K^+）	23.5	0.29
マグネシウムイオン（Mg^{2+}）	18.6	0.73
カルシウムイオン（Ca^{2+}）	43.8	1.05
陰イオン		
塩化物イオン（Cl^-）	5919	78.70
硫酸イオン（SO_4^{2-}）	0.0	0.00
炭酸水素イオン（HCO_3^-）	2749	21.23
メタけい酸（H_2SiO_3）	25.5	
メタほう酸（HBO_2）	466.8	

pH 値：7.4，　泉温：41.0℃
溶存物質（ガス性のものを除く）：13.83 g/kg
泉質：ナトリウム－塩化物・炭酸水素塩泉（油分を含む）

がどれくらい含まれているか実感してもらうため、一般の家庭風呂の容量200ℓを例に換算しますと、食塩が約1900g、重曹が約700gとなり、通常用いられる入浴剤の量25gと比べ、なんと100倍近く多いことがわかります。また豊富温泉の溶存成分総量は標準海水のほぼ3分の1に相当し、そのイオン種濃度組成、特にMg^{2+}, HCO_3^-, SO_4^{2-}は海水起源とはいえ、標準海水のそれらのイオン種濃度組成、約18%、約0%、9%と大きく異なります。

一方、それらの生理作用として、食塩泉は皮膚に塩分が付着（塩被膜の生成）し汗の蒸発を防ぐため、体温上昇効果や保温効果が極めて高く、「あたたまりの湯」「熱の湯」として知られています。一方、重曹泉は皮膚の脂肪や分泌物を乳化し、洗い流した後で皮膚を滑らかにすることから「美人の湯」「美肌の湯」とも、また皮膚を洗浄し、水分の蒸発が活発になり清涼感を与えることから「冷えの湯」ともいわれています。ただし、豊富温泉は食塩と重曹からなる混合泉であり、重曹による水分の蒸発は食塩濃度も高いことから抑制され、さらに油分の作用も加わって、保温効果がより強く持続すると思われます。

その他、豊富温泉は普通の温泉と比べ、原油を含む他、確かにホウ酸、微量成分、例えば、ヨウ素、アンモニア濃度が高いといった特徴はあります。しかし、成分毎にみればこれより高濃度の温泉は全国各地に散見されます。またこれらの温泉での成分濃度レベルで効果に関する実践的な研究はほとんど進んでいません。

効能について

次に豊富温泉の効能について筆者が取り組んだ研究を中心に概説します。

北海道立衛生研究所では1995年から『健康維持・増進を目的とした道内温泉の有効利用に関する基礎的研究』に着手しました。はじめに道内温泉を療養目的で利用している人の実態について調べ、豊富温泉がアトピーを訴え利用している人が比較的多く、しかも良好な結果が得られていることを明らかにしました[1)2)]。その後、豊富温泉を中心に、アトピーに対する温泉の効果を、ヒトや疾患モデル動物による評価で試みてきました。

まず札幌市在住の成人の難治性アトピー患者2名に協力を願い、豊富町から5日に1回搬送した温泉水に1ヶ月間、毎日自由に入浴してもらい、その効果を調べました[3)]。その結果、患者

図１：慢性皮膚疾患患者６名の温泉療養前後での血清 LDH 値、好酸球数および血清総 IgE 値　（出典：参考文献４）

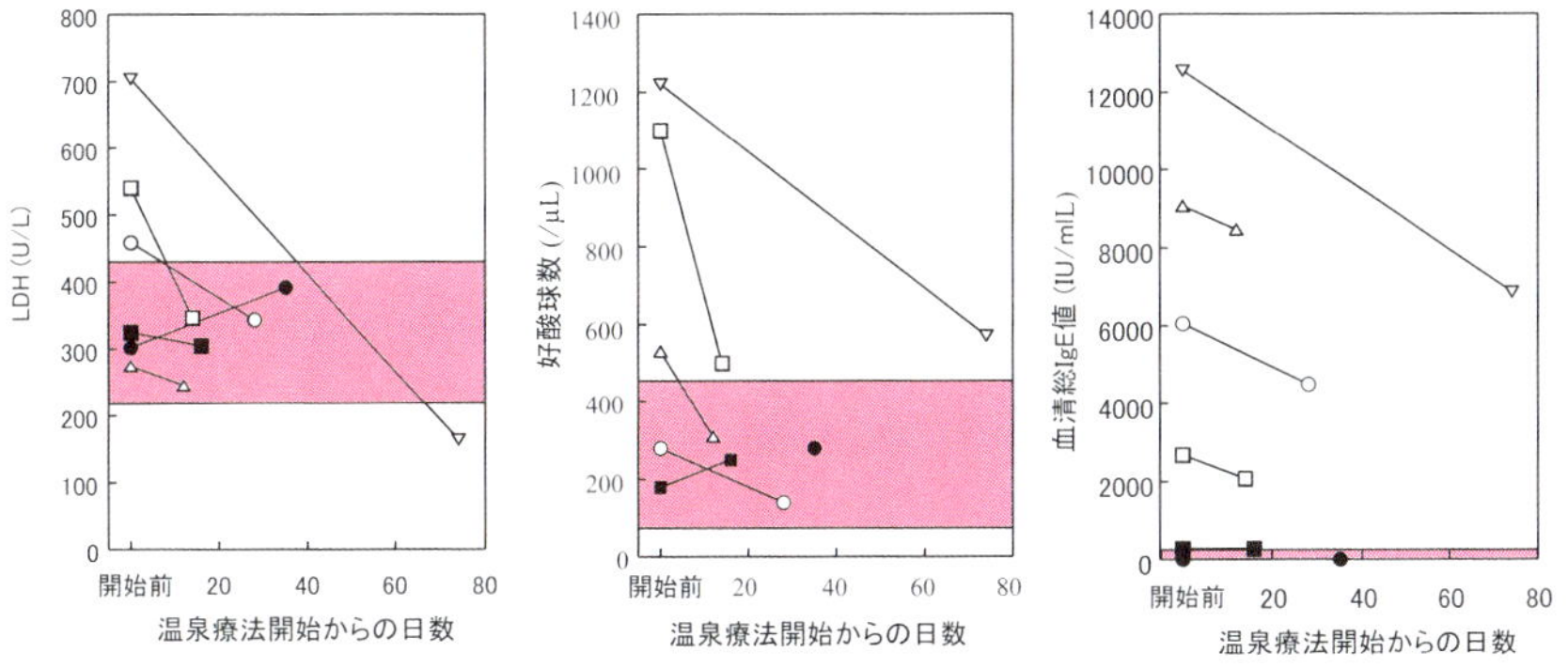

正常値、○ □ △ ▽：アトピー性皮膚炎患者、● ■：乾癬患者、LDH：乳酸脱水素酵素

LDH、好酸球数、血清総 IgE 値は、アトピー性皮膚炎の症状の目安に使用される。
温泉の利用：１日２～４回、入浴時間：１回５～120 分、これらは患者の間で大きく異なる。
入浴温度：ほぼ 39℃に調節。

特有の冷えや倦怠感がともに改善し、血清ＬＤＨ値やIgE値なども正常値方向へ低下しました。

次に町営の豊富温泉宿泊所「湯快宿」に中長期滞在し、温泉療養しているアトピー患者４名と乾癬患者２名の方に協力を願い検証しました[4)]。図１に温泉療養前後の血清ＬＤＨ値、好酸球数および血清IgE値を示します。アトピーでは療養後、患者特有の著しく高いそれらの血液学的性状が明らかに低下し、血清ＬＤＨ値、好酸球数に至っては正常値レベルまで 低下する例もみられました。

アトピーに対する温泉の効果を確認するため、ヒトでは被験者の確保ならびに療養期間などに限界があり、ヒトと類似した症状を示すNC/Ngaマウスを用い、アトピーに評判の良い温泉

図２：異なる温泉水処理によるNC/Ngaマウスの血清IgE値の変化（出典：参考文献５）

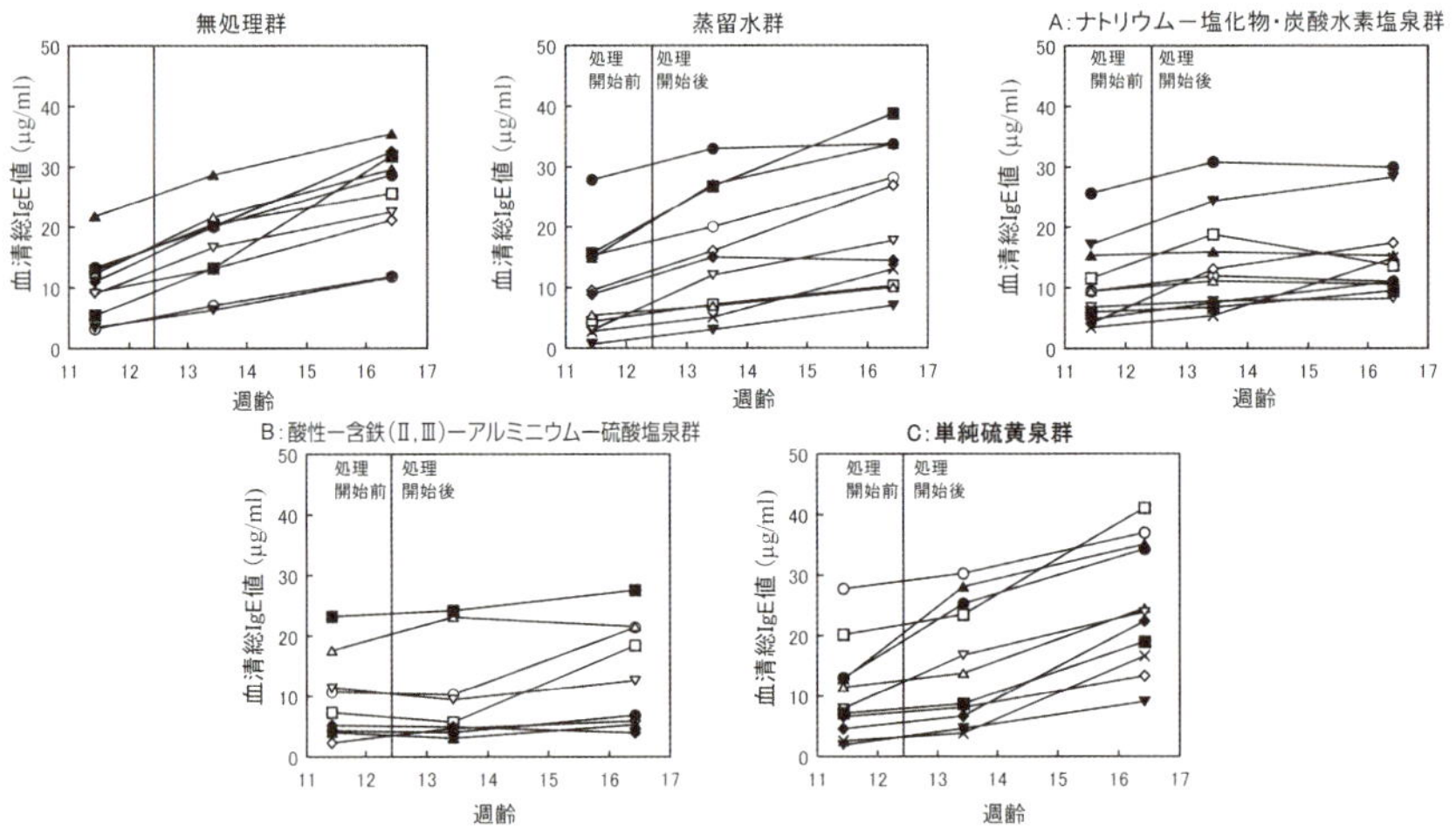

処理：NC/Ngaマウスに向け温泉水と蒸留水を12週齢から、１ヵ月間１日２回、毎日噴霧した。
マウス飼育・実験室：室温、24±2℃。
実験に使用した水：マウス飼育・実験室で各実験の前日から保存。

水について検討しました[5)]。図２に異なる温泉水で処理した際の血清IgE値の変化を示します。このマウスは加齢に伴いIgE値が上昇します。しかしＡ（豊富温泉水）とＢ（鉄とアルミニウムを多く含む酸性泉）では無処理群と比べ、血清IgE値の上昇が有意（p<0.05）に抑制されました。また皮膚症状の変化はＡとＢの温泉水では無処理群と比べ、特にＢでは処理開始から早い段階で皮膚症状の改善が見られました。が、同時にＢでは処理開始２日目に11匹中２匹が急死し、過度の刺激によると思われる現象もみられました。

その後、温泉の効能を遺伝子レベルの発現で評価することを試みました。ＤＮＡマイクロアレイによりアトピーを発症したNC/Ngaマウスの単核球を用い、遺伝子発現特性を機能別に明らかにしました[6)]。そして、これらの遺伝子群のなかから著しく変動した酸化ストレスに関与している遺伝子に注目し、温泉水による発現量の変化を定量的に解析しました[7)]。実験は18週齢から２ヶ月半、２日に１回、先と同じ３種類の温泉水を噴霧しました。酸化ストレスに関連した遺伝子では無処理群に対し、Ａ泉でMT-Iの発現量が抑制（p<0.05）され、Ｂ泉でMT-IIの発現量が増加（p<0.05）しました。この結果は、豊富温泉にはアトピーにおける酸化ストレスを弱める働きがあることを示しています。このように特定の遺伝子発現を調べれば、泉質毎の効能評価もできることを示唆しています。

最後になりますが、アトピーの増悪因子の１つとされる黄色ブドウ球菌の消長におよぼす温泉水の影響を、泉質に特徴ある道内27ヶ所の温泉水を用い検討しました[8)]。その結果、pH3未満の酸性泉では成分の多少に関係なく強い殺菌効果と言いますか生育抑制作用がみられ、豊富温泉のようなpHが中性領域でもホウ酸濃度が高い多くの温泉水では、その作用がみられました。

まとめ

以上の結果はアトピー患者が温泉を選択する際の有益な手がかりを与えるとともに、温泉水が泉質によってはアトピーの補助治療や予防にも十分に利用できることを示唆していると考えます。

参考文献
1）内野栄治ら：道衛研所報，47，70-75（1997a）．
2）内野栄治ら：道衛研所報，47，101-103（1997b）．
3）内野栄治ら：道衛研所報，48，1-9（1998）．
4）Uchino, E.et al, : Proceedings of the 38th International Conference of SITH in collaboration with OMTh, 207-211（2003a）．
5）Ichihashi, D.et al, : Proceedings of the 38th International Conference of SITH in collaboration with OMTh, 212-217（2003b）．
6）加藤芳伸ら：道衛研所報，54，89-92（2004）
7）青柳直樹ら：第 61 回日本温泉科学会大会講演要旨集，p.11（2008）．
8）内野栄治ら：道衛研所報，49，1-9（1999）．

column

最も「自然に近い」医学──温泉・気候・物理医学の活用

猪熊茂子
（温泉療法医会会長）

医療は、動物史とともにあったと言えるかも知れません。動物のなかでもヒト（動物のひとつの種として人間を示す場合に「ヒト」とする）が、医療に著しい進歩をもたらしてきました。身体の異常を捉える知覚、治す工夫は、ヒト以外の動物の方が優れる場合もあるでしょう。ヒトの場合、身体に不具合を生じたとき、太古にあっては、自力であるいは介護・看護を受けながら自然緩解を待ちました。祈ることも必須の行為です。やがて、冷やす／温める、固定する、薬草を用いるなどが経験的に療法として認識されました。温熱の効用は古くからの知恵であって、温泉のあるところでは、温熱以上の強い効能を感じていたと思われます。

ヒトの身体に最も重篤な障害がまとまって生じるのは、疫病、戦傷です。前者は衛生学を導き、また免疫の概念が培われる基になりました。後者では外科医学の経験が積まれ、また温泉の効能が認知されました。なんといっても大規模であったのはローマ軍の侵攻ですが、進路にあった温泉地が人馬を癒すのに有効に使われたとされてきました。ローマの医学はそれ以前にエジプト、バビロニア、ヘブライ、ギリシャなどで蓄積された伝統を受けていますが、ヘブライ医学では入浴が記述され、ギリシャには公衆浴場があったと言います。

温泉、気候、物理医学は、最も「自然に近い」医学と言えます。自然界からの刺激を受けてヒトの身体がどう反応するか、の観察を基に、診断、治療に応用してきたのです。医学の基本の基に近いわけです。自然からは温度、海抜高度、気圧、気候、水、植生などについて様々な変化が人体を襲います。これらに対する反応の観察は診断にも用います。例えば、冷気に当たると指先が真っ白になる「レーノー現象」が、膠原《こうげん》病の血管障害を示すなどです。病者自らのあるいは健常者の共通の経験や観

（いのくま・しげこ）
東京大学医学部医学科卒業。東京大学物療内科、都立駒込病院アレルギー膠原病科部長、日本赤十字社医療センターアレルギーリウマチ科部長を経て、現在医療法人誠馨会千葉中央メディカルセンター、国立研究開発法人国立国際医療センター国府台病院に勤務。専門はリウマチ、膠原病、アレルギー、温泉・気候・物理医学。温泉療法医会会長、日本温泉気候物理医学会前理事長。

察が、「経験医学」を形作ってきたのですが、それは現代にあっても続いています。異なる個々の患者が共通の病歴や現症（健常であったときとは異なる身体の現況）、治療に対する反応を語れば、そこに真実が見えています。そのような観察は近代科学、医学によって裏打ちされることが多いものです。

大変よい例が、江戸時代の「湯治」に見られます。当時、農閑期などに比較的長期に温泉地に滞在する文化が広まりましたが、各温泉地毎に「美人の湯」、「中風の湯」、「傷の湯」、「目の湯」など通称がつきました。そして近代になって、例えば美人の湯はアルカリ性が共通項で、皮脂と塩（えん）とが石鹸成分を作って洗浄効果が強くなることなどが明らかとなりました。炭酸泉ではCO_2の末梢血管拡張効果が明らかになりました。ヒトの経験から得た効能などは、現在の医学ではエビデンス（科学的根拠）が求められますが、エビデンスを調べる手法は様々で、適切な試験、検討は工夫ができます。

日本の医学界は1902年設立（当初は聯合医学会）の日本医学会がほぼ公的な統合団体となっていて、2015年には傘下に122分科会を持ちます。日本温泉気候物理医学会（以下、温気）は1935年設立と同時に15番目の分科会として加盟、2016年の総会は第81回となります。「温泉療法医」「温泉専門医」の認定を行っていて、それぞれ960名、222名おります（2016年5月現在）。「温泉療法医」とは温泉・気候・物理療養指導を行うことのできる医師で、「温泉専門医」はさらにある一定以上の経験を積んだ医師です。温気は法人として社会のなかでの役割と活動が求められます。温泉・気候・物理医学の領域について、彼らを含めた会員との共同作業が全国あちらこちらでなされることを願っています。

乾癬と豊富温泉

歴史とアンケート調査から見えるもの

小林皮膚科クリニック院長
小林　仁

（こばやし・ひとし）
1976年北海道大学医学部卒業後、米国・オハイオ州ライト州立大学およびミシガン大学ウェイン州立大学に留学。北海道大学医学部付属病院勤務の後、小林皮膚科クリニックを開業。1992年の患者組織「乾癬の会」発足以来、相談役として、また豊富温泉湯治ツアーには毎年のように参加している。

はじめに─乾癬とは

「乾癬」は「慢性炎症性角化性皮膚疾患」と言い表されます。20〜30歳代、頭のフケのような症状から始まり、次第にひじ、ひざ、すねなどの擦れやすい場所に、赤くすこし盛り上がったカサカサとした病変が広がります。半分以上の方でかゆみも起こります。

乾癬は、全世界で約2％（1億2500万人）の方がいると推測されています。日本人では少ないと言われていたのですが、最近の調査では人口の0・4％（約50万人）という結果でした。乾癬がおこる背景には体質が深くかかわります。乾癬の頻度が高い海外では、約20％の家族内発症が知られています（日本では6％）。ことに肥満傾向との関連が指摘されており、メタボリック・シンドロームの一環とも言われています。

乾癬はけっして皮膚だけにとどまるわけではなく、高血圧、糖尿病、高脂血症の頻度が高く、重大な心臓・血管障害が引き起こされやすいと最近指摘されています。また乾癬患者さんでは関節炎の頻度が高く、関節リウマチと同じように、全身の関節に痛み・炎症が起こることもあります。また、乾癬がおよぼす重大な影響のひとつに、精神心理的ストレスがあります。他人に自分の肌を見せられない悩みをほとんどの方が持っています。社会活動にも影響をおよぼし、ＱＯＬ（生活の質）の低下があります。

乾癬の治療

乾癬の原因について、皮膚局所における過剰免疫反応と、表皮細胞の活発な新陳代謝が主な病態ですが、いまだ明確な解答は得られていません。このため、治療にも唯一絶対的治療法があるわけではありません。旭川医科大学前皮膚科教授の飯塚一先生（元日本乾癬学会会長）が、図1のような治療法の選択についてわかりやすく説明しています。どの治療法を選ぶかは、一人ひとりの患者さんの状態、立場、意欲によって異なります。

図1：乾癬治療のピラミッド計画
（旭川医大　飯塚一先生）

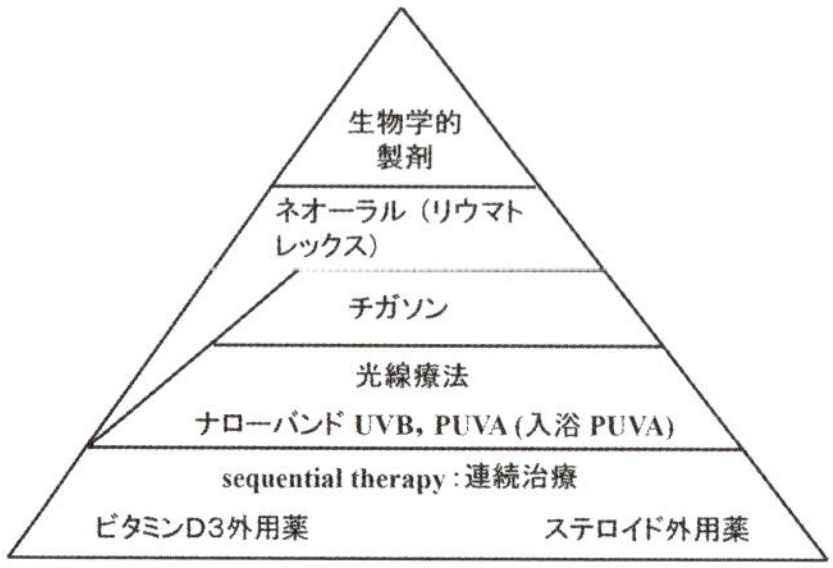

　飯塚先生のピラミッドのなかに含まれているのは、すべて標準的治療といわれるもので、医学的な調査・経験に基づいた薬剤、治療法ということになります。期待される効果、懸念される副作用が詳しくわかっていますので、患者さんはその知識・経験をもとに治療を選択することが可能です。

　しかしながら、前述したように「唯一絶対的治療法があるわけではありません」ので、必ずしもこのピラミッドがすべてではありません。

補完代替療法、乾癬の温泉療法

「温泉療法」は「気候療法（climatotherapy）」とよばれ、経験的に導かれた治療法であり、補完代替医療のひとつと言えます。今までにも「別府《べっぷ》明礬《みょうばん》温泉」「草津温泉」が、乾癬に効くことが報告されています。しかし表1に示した補完代替医療全般については、根拠に乏しく眉をひそめたくなるようなものも含まれます。治療選択の自由は患者さんにあります。しかしその責任を負うのはもちろん患者さんであり、無責任な口伝え（最近はネット情報）のみから判断することは危険です（身体的にも経済的にも）。

豊富温泉と乾癬

私が豊富温泉とはじめて出会ったのは1993年のことです。1992年、北海道に乾癬患者会「乾癬の会」が設立されました。皮膚疾患であるがゆえに一人で悩み、社会的にも家庭的にも孤立することが多かった乾癬患者さんが仲間となって、乾癬を克服していこうという素晴らしい会です。会設立の当初、たまたま一人の会員から、北海道の北端にある豊富温泉で皮膚症状がたいへん良くなったとの

表１：補完代替医療の種類

分類と名称	内容
代替医学系 Alternative medical system	伝統的医学系統、民族療法（東洋伝統医学、アーユルベーダ、ユナニ、シャーマニズムなど）
精神・身体交流 Mind-body intervention	瞑想、催眠、舞踏、音楽、芸術療法、祈りなど
生物学に基づく療法（バイオ療法） Biologically based therapy	ハーブ、特殊食品、生理活性分子（メラトニン、ビタミンなど）、サメ軟骨など
指圧など理学療法 Manipulative and body-based method	温泉、マッサージ、整体、整骨、指圧など
エネルギー療法 Energy therapy	気功、霊気、タッチング療法、電磁波療法など

報告があり、会の有志による体験、豊富町との交渉を経て、毎年湯治ツアーを行なうようになりました（⬇158〜159ページ）。豊富温泉の泉質は、大正時代、石油を掘っていた井戸から噴出したという温泉の由来からわかるとおり、油分を多く含む（分析から石油成分だけではなく、タール分も含有する）特徴を持ちます。患者会のみんなと一緒に油が浮く温泉の湯船につかりながら、コールタール療法を知る皮膚科医として、この温泉が効くであろうことをすぐに直感しました。

事実、2泊3日のツアーで改善した例もあり、また2〜3週間の湯治で寛解にいたった例も数多くみせていただいています（⬇口絵ivページ）。さらに、2015年に豊富温泉湯治効果の調査が行われ、図2のような結果が得られています。乾癬に対する豊富温泉湯治効果が十分に実証されたといってよいでしょう。

なぜ効くのか、医学的試験が成されたわけではありません。しかしながら、みなさんちょっと想像していただきたい。タールの匂いがする温泉に、同じ乾癬仲間が集い、温泉・乾癬談義に花を咲かせ、お互いの皮膚をいたわりあう姿を。そして豊富温泉は、利尻礼文サロベツ国立公園のなかに位置し、広い空、広い海、広い草原に囲まれています。そこは乾癬患者さんにとって、安らぎの場なのですね。

図2：2015年豊富温泉湯治効果調査
湯治に訪れた乾癬患者45人の満足度

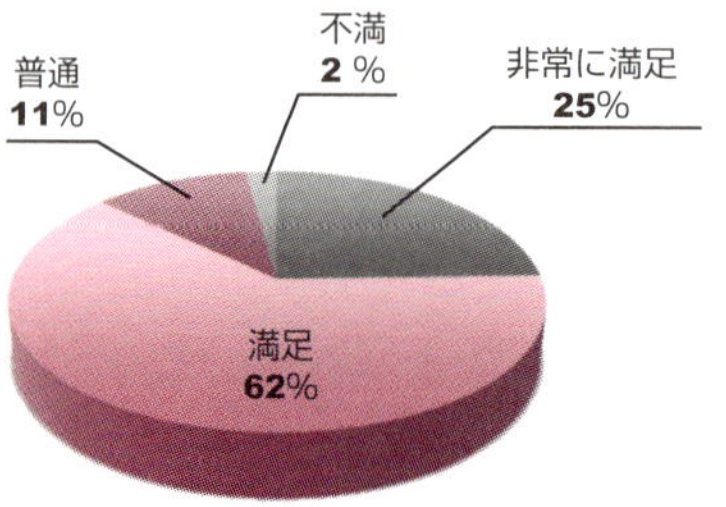

参考文献
安田秀美、小林　仁、大河原　章：乾癬の社会的、精神的影響に関する調査．日皮会誌 1990; 100: 1167-1171
小林　仁、中川秀己：乾癬、患者QOLに根ざした治療法の選択．日皮会誌 1999; 109: 1874-1880
小林　仁、大河原　章、安田秀美：乾癬患者組織．MB Derma 2001; 55: 11-16

アトピー患者の実感
アンケート調査より

藤澤皮膚科院長
藤澤重樹
豊富温泉湯治療養研究会
奥村 歩、尾﨑 滋
齋藤真由美、高橋 亮
和田武史

（ふじさわ・しげき）1976年日本大学医学部卒業。国立予防衛生研究所にて腫瘍免疫研究で医学博士取得。静岡県立こども病院、社会保険横浜中央病院皮膚科部長、日本大学医学部講師を経て、1992年に藤澤皮膚科開業。著書に『ステロイドはもういらないアトピーの治し方』（合同出版）、『アトピー治療革命』『9割の医者が知らない正しいアトピーの治し方』（永岡書店）など。

はじめに

1925年に米国のメイヨークリニックでゲッカーマン博士により、乾癬にコールタールと光線療法を組み合わせた「ゲッカーマン療法」が開発されました[1,2]。その効果は俊逸《しゅんいつ》で、現在でも欧米の医療機関で、乾癬とアトピーに副作用の少ない有用な治療法として応用されています[3]。豊富温泉にはこのゲッカーマン療法に用いられる粗製石油の油分（タール）が含まれているため、湯治そのものが乾癬やアトピーに効果があるというわけです。

豊富温泉はタール以外にも、美肌効果を発揮する炭酸水素イオンとメタケイ酸、消毒効果のあるメタホウ酸、炎症を鎮める効果のあるマグネシウムがそれぞれ高濃度に含まれています。さらに豊富温泉には植物性の有機物であるモール（泥炭）も含まれています。このように豊富温泉は、多面的な湯治効果で皮膚病の改善が期待できる非常に優れた温泉です。また、豊富温泉の塩分の濃度は、1・1％です。塩分濃度が0・9％の生理的食塩水に近いため、掻き壊した傷口も痛むことなく入浴できます。羊水と同じ塩分濃度のお湯につかることで肌の修復が促進されます。

アンケート調査の実施

２０１１年に行われた「療養目的別・湯治患者数」の調査で乾癬よりアトピー性皮膚炎が5倍以上多いという結果が得られています。この調査結果をふまえて、湯治療養の向上を目的とした学術研究の一環として、アトピー患者の湯治の実態とその効果を知るため、２０１３年「豊富温泉湯治療養研究会」が結成され、「豊富温泉の湯治療養効果に関するアンケート調査（アトピー版）」を実施しました。

調査期間は、２０１４年4月1日から２０１５年3月31日までの1年間です。

質問事項は、年齢、性別、住所、職業、湯治は何回目か、前回の湯治はいつか、今回湯治した日数とその期間、１回あたりの湯治時間、湯治のきっかけはなにか、病名、合併症、どこの部位が症状が強いか、現在の治療方法はなにか、湯治開始時と終了時の状況。「前日と比べて自身が感じた変化をグラフ上に点でお示しください」という質問も設定しました。

「湯治に対する満足度」は、非常に満足、満足、普通、不満、非常に不満の5段階評価としました。

「重症度」は健康皮膚、軽症、中等症、重症、最重症のそれぞれ5段階です。最重症は炎症が体の30%以上、重症が10%から30%未満、中等症が10%未満、軽症は肌荒れ、健康皮膚とはほとんど肌荒れのない状態です。

「かゆみ」については、かゆみを定量化する重症度スコアVASスケール（visual analogue scale）を用いました。かゆみなしを「０」、かゆくて耐えられないを「１００」として、それを１００等分して症状がどのあたりに位置するかを示していただきました。

調査結果

配布されたアンケート用紙185枚のうち122枚が回収されました（65・9％）。

対象者122人のうちわけは、年齢は1歳から71歳で、平均32・7歳（中央値33歳）、男44人（36％）、女78人（64％）でした。対象者の住所は、関東1都6県が38％であり、都道府県別では北海道が18％で最多でした。その次に多いのが中国地方、近畿、東海。10人以上の都道府県は多い順に、北海道、東京、広島、埼玉・愛知、千葉です。

「何回目の湯治か」については、48％の人が1回目で、それに2回目、3回目、4回目を合わせると80％になります。

「現在受けている治療内容」については、ステロイド単独、ステロイドと保湿剤、プロトピックだけのいわゆる標準治療中の人は11％に過ぎず少数派でした。脱ステロイド治療中の方が主流派で89％を占めていました。このことは、標準治療と称されているステロイド治療が、多くの患者さんに忌避されていることや、その治療に限界があることが背景にあります[4,5,6]。

これまでに経験してきた湯治回数、1日の湯治回数と湯治時間、改善度と満足度の関係について調べましたが、これらの間に有意な差はないことが認められました。1日、2回と3回の入浴回数の間にも満足度に差は認められませんでした。湯あたりを防ぐためにも1回の湯治時間は「30分で十分」で、苦労して1日に何度も入浴する必要がないことが示されました。

「湯治により、前日と比べて、日ごとにどのように改善していくか」ということを示してもらいました。そうすると、湯治期間中に40人、34％の人が湯治初日よりも悪化した経験がありました。はじめて湯治をして2、3日経って一時悪くなると感じることがありますが、その後直ちに改善モードに移行します。

皮膚の重症度の変化については、湯治前は56％の人が最重症、重症でしたが湯治後は66％の人が軽症、健康皮膚に改善しています。不変の人が22例19％、改善が93例81％でした。湯治の前後での重症度の比較では、著しい有意差で改善していました（$p=3.97\times10^{-19}$）（図1）。

湯治前は、最重症が20％でしたが湯治後は最重症が1％になり、健康皮膚は最初は0でしたが16％になりました。軽症は8％が50％に増えています。湯治で症状が著しく改善していることが理解できます。

図1：アトピー患者の豊富温泉湯治効果　重症度の変化

湯治期間3～84日（平均14日）　n＝115　1～71歳（平均32.7　中央値33歳）

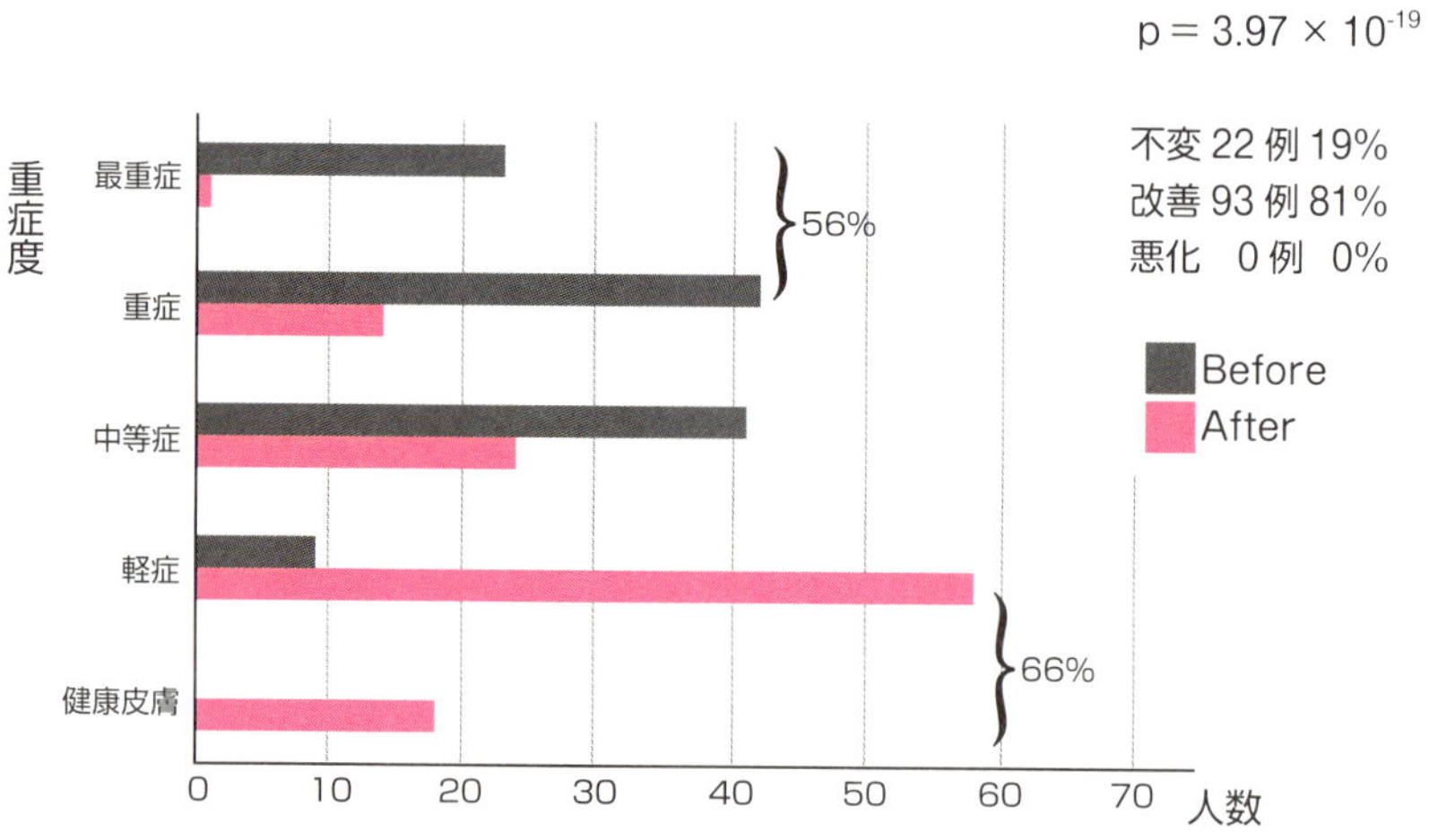

次に湯治の前後でのアトピー性皮膚炎のかゆみの変化をVASスケールでグラフにしました（図2）。

「湯治前はかゆくて耐えられない」（VASスケール100）を含め、50％の人はかゆみがいつも気になっていましたが、湯治後になると88％が日中かゆみを忘れられており、不変が6例で改善が105例で著しい有意差で改善していました（$p=1.37\times10^{-20}$）。

湯治前後での症状の変化と同様に、かゆみに関しても湯治の前よりかゆみの程度が強くなっている人はゼロです。どんな治療法でも、悪化する症例が多少は存在するものですが、悪化例がなく改善の度合いが著しい結果が得られました。

図２：アトピー患者の豊富温泉湯治効果　かゆみの変化

湯治期間３～84日（平均14日）　n＝111　1～71歳（平均33.3　中央値33歳）

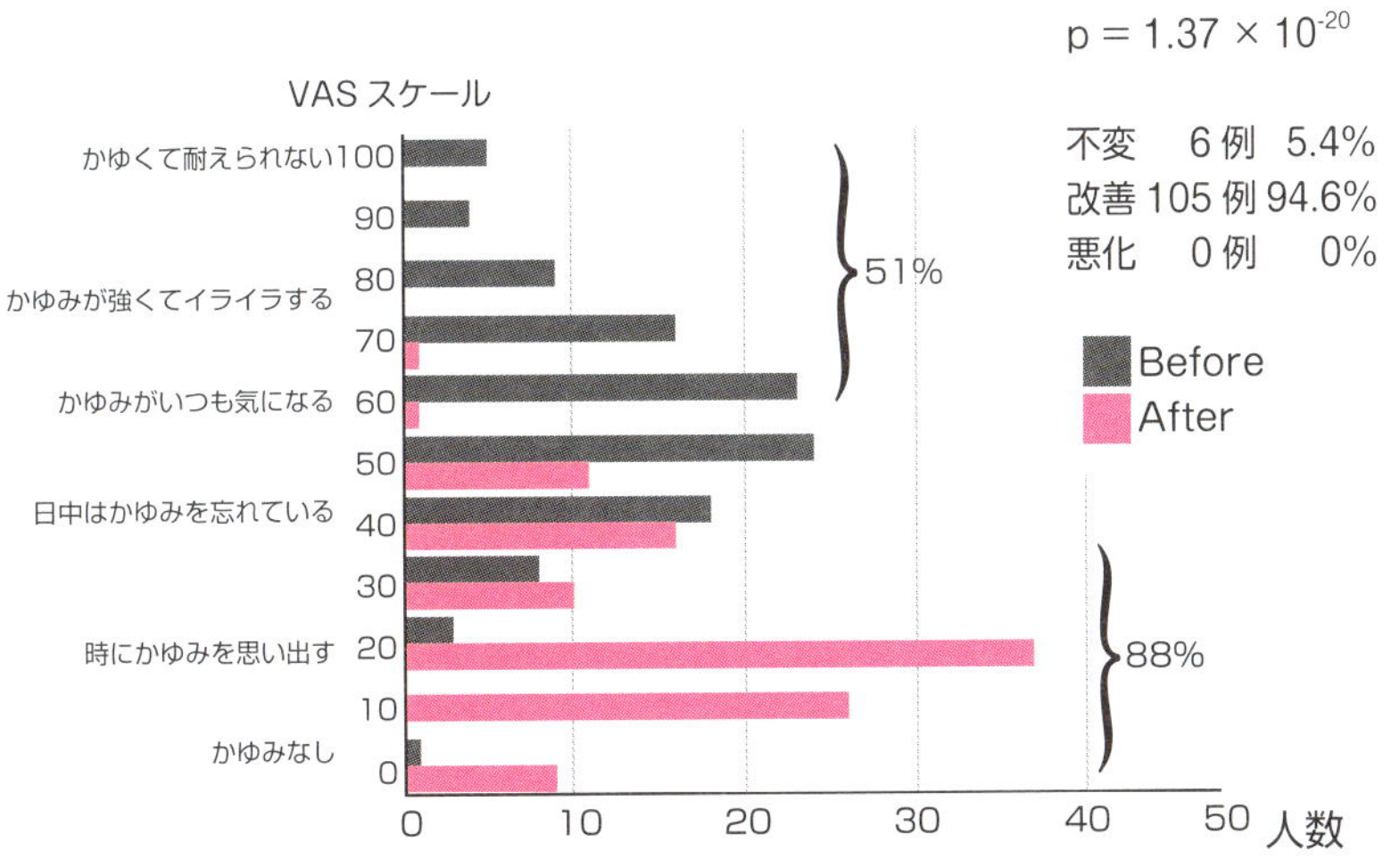

まとめ

①対象者のうちステロイドやプロトピックを使用中であったのは11％と少数派で、89％は脱ステロイド治療中の患者であった。
②これまでに経験した湯治回数あるいは湯治期間と湯治に対する満足度に差はなかった。
③1回の湯治時間30分と60分との間で改善度に差はなかった。
④1日2回と3回の入浴では湯治に対する満足度に差がなかった。
⑤湯治期間中に34％（40人）の湯治患者が最初の湯治日と比べて、いったんは悪化するという経験をしていた。
⑥湯治開始から19日目に改善度のピークがみられた。
⑦湯治開始から終了時までに、重症度は有意に改善していた。個々人の比較では19％（22例）が不変だったが、81％が改善、悪化例は1例もなかった。
⑧湯治開始から終了までにかゆみは有意に改善していた。個々人の比較では5・4％（6例）が不変だったが、94・6％が改善、悪化例は1例もなかった。

治療の選択肢のひとつとして

豊富温泉に患者さんを紹介する際の皮膚科医としての気持ちを語るなら、治りにくい「アトピー性皮膚炎」の患者さんには、〝治療の選択肢のひとつ〟として豊富温泉での湯治を紹介しています。様々な治療を受けてもなかなかよくならないという方でも、豊富温泉の湯治でかなり高い頻度で改善することを経験しています。湯治で著しく改善することから、アトピー性皮膚炎はアレルギーが主たる原因ではなく、皮膚バリア機能が重要な役割を果たす疾患であることを認識させられます[7)8)]。大地の恵みで皮膚の症状を鎮めて、生活の改善などで快適なアトピーフリーライフを送れる状態を目指せるように患者さんに指導しています。

今回の調査結果で、豊富温泉がアトピーの症状に悩む方に〝聖地〟と言われる所以がより深く理解できました。アトピー症状の改善のためには、2〜3週間を目安に豊富温泉で湯治されるとよいでしょう。個々人の背景や重症度で差がありますが、非常に高い確率でよい結果が得られることが確認できました。

参考文献

1）Goeckerman WH, North West Med 1925; 24: 229-231.
2）Perry HO et al. Arch Dermatol. 1968;98(2):178-182
3）Lee E, Koo J, J.Dermatol Treat. 2005:16: 102–107
4）Takahashi-Ando N et al. Drug, Health Patient Saf. 2015,7,1-6
5）Fukaya M et al. Clin Cosmet Investig Dermatol.2016:9, 151-157
6）Fukaya M et al. Drug, Health Patient Saf, 2014,6,1-8
7）Cork MJ et al. Epidermal Barrier Dysfunction in Atopic Dermatitis, J Invest Dermatol. 2009, 129, 1892–1908
8）Uchino E et al. Proceedings of the 38th Conference of Society Internationale des Techniques Hydrothermales and the 56th Annual Meeting of the Balneological Society of Japan. 2003 ; 207-211.

医師として患者として

杉山皮フ科院長
杉山朝美

（すぎやまあさみ）
１９８２年東京女子医科大学卒業。横浜市立大学医学部皮膚科学教室にて皮膚科を学ぶ。横浜栄共済病院に勤務。２００４年横浜市港南区に「杉山皮フ科」を開業。

時々のステロイドで順調

子どもの頃から「アトピー性皮膚炎」でした。くび、ひじ、ひざの裏側に時々かゆい湿疹ができて、ステロイドの塗り薬を使っていました。子どもの頃は一日薬を塗ると翌日にはかゆみも消えて治り、それほどつらいと思ったことはありませんでした。通っていた皮膚科の先生に、「大人になったら治るわよ。」と言われ、リンデロンレチＶＧをもらったことを思い出します。

大学を卒業して皮膚科医になってからも、私のアトピーは続きました。大人になったら治るなんて嘘だったのです。二十代、三十代のきれいでいたい盛りの頃は、ひっかき傷のない皮膚を持つ友人たちをうらやましく思ったこともありましたが、それでも〝時々のステロイド〟で、私の毎日は仕事も日常生活も順調でした。四十代半ばには長かった勤務医生活を終えて開業医になり、アトピーはうまくコントロールすればさほど問題ではないと思っていました。

塗るのをやめてみよう

50歳を過ぎた頃から、少しずつ状況が変わってきました。くび、ひじ、ひざだけでなく湿疹のでる場所が少しずつ増えてきて、薬を塗ってもなかなか治りにくくなっていました。2月に花粉の飛ぶ時期には顔も赤くなり、かゆみで目がさめてしまうこともありました。かゆい、眠れない、湿疹が悪化するという悪循環におちいってしまったのです。

薬を塗ってもよくならず、一度塗るのをやめてみようと決心しました。1週間ぐらいたつと、予想通り、リバウンド症状が現れました。真っ赤で、カサカサで、ジクジク。それでも仕事は続けていましたので、私の赤い頬を見た顔なじみの患者さんたちから、「先生、どうしたんですか。」「先生、大丈夫ですか。」と心配されたほどでした。皮膚科医としては、まったく情けない状態だったと思います。

大好きなスイーツやアルコール、私は大の甘党でもあり辛党でもあるのですが、それらをきっぱり断って、早寝早起きの規則正しい生活を送っているうちに、3、4週間もすると少しずつですが、明らかに症状が良くなってきました。かゆみが軽くなりぐっすり眠れるようになり、気持ちも前向きに元気になっていったのです。

そこで私は藤澤重樹先生を訪ねてみようと思い立ちました。藤澤先生には、私が医者になりたてのまだ若かった頃に、勉強会などで何回かお会いしたことがありましたが、そのときからはもうすでに四半世紀以上たっていました。でも先生は私のことをすぐに思い出してくださり、いろいろお話してくださいました。「あとどのくらい我慢すればいいんですかねえ。」

という私の質問に対し、「う〜ん、半年ぐらいかねえ。」と答えてくださいました。二十代の人にとっては、半年という時間はとても長く感じられる時間かもしれませんが、今の私にとってはあっという間の時間です。ますます明るい気持ちになって帰ろうとしたところ、「この温泉いいですよ。」という一言とともに、藤澤先生から1枚のパンフレットを渡されました。豊富温泉。そのパンフレットには、温泉好きの私でも今まで聞いたこともない名前が書いてありました。

豊富温泉との出会い、湯治の旅へ

前置きが長くなりましたが、いよいよ豊富温泉の登場です。藤澤先生のところから家へ帰るとすぐに、豊富温泉のことを調べました。北海道でも一番北にあり、アトピーや乾癬に効くらしい、油っぽい温泉。漠然とそんなイメージが浮かびました。一刻も早く訪ねてみたいと思いましたが、まだ3月半ばで仕事もあり、そうすぐには行けません。5月のゴールデンウィークに予約していた海外旅行をキャンセルして、豊富への飛行機のチケットとホテルを予約し直しました。豪華な海外旅行から、いっきょに地味な湯治の旅へ、方向転換です。

5月になる頃には私のアトピーはかなり良くなってきてはいましたが、肝心な顔の症状が完治せず、頬が薄赤くかさかさしていました。お化粧したり日焼け止めすら塗れません。女性にとって顔に湿疹がでることは、かなりテンションが下がるつらいことなのです。

さて、ゴールデンウィークの休暇初日、夫をまきこんで、いよいよ豊富温泉へ出発です。羽田発稚内行きの飛行機に乗って約2時間、稚内空港から稚内駅までバスで約30分かかります。さらに稚内駅からJR宗谷本線に乗って約40分で豊富駅に到着すると、ホテルのマイクロバスが迎えに来てくれていました。遠い、遠い、豊富温泉に到着しました。ホテルに着くと荷物を解く時間ももどかしく、すぐにTシャツにパーカーという温泉ルックに着がえて、ふれあいセンターのお風呂にかけこみました。薄茶色いおが屑のような湯の花と油の浮いた、今まで経験したことのない温泉でした。温泉での女性同士はすぐに仲よくなれるもの、先に入浴されていた湯治の先輩方が、温泉の入り方や濃縮オイルの使い方などを親切に教えてくださいました。

きれいな空気と緑はたっぷりあるものの、コンビニ、本屋、ビデオ店などはなにもなく、ひたすら温泉に入る毎日です。食事、温泉、昼寝のみを繰り返しました。そして、4泊5日が終わる頃には、頬のかさかさした赤みが少しよくなっていました。短い滞在でしたので、劇的な改善は得られませんでしたが、少しの改善でもとてもうれしく思いました。すっかり気をよくした私は、帰る当日のホテルのチェックアウト時に、次のお盆休みの宿泊予約を入れていたのでした。

女子中学生の劇的な変化

あっという間に8月になり、2回目の豊富温泉です。この頃には顔の症状もほとんど気にならなくなっていましたが、さらなる美肌を目ざしての湯治です。

この2回目の滞在中に、私はとても驚くべき体験をしたのです。それは一人のアトピーの女子中学生の劇的な変化でした。彼女は私の一回目の滞在中にも母親と一緒に湯治に来ていた子だったのですが、重症のアトピーで、顔を含む全身の皮膚が赤くひっかき傷だらけでしたので、私の記憶に強く残っていました。その子と2回目に温泉で会ったとき、あまりにきれいになっていたので、本当にびっくりしたのと同時にとてもうれしく思いました。皮膚科医は、患者さんの皮膚がきれいになると喜びを感じるのです。私はお風呂につかりながら、根ほり葉ほりその親子に質問しました。数年前から外用薬をやめていること、学校から言われているので仕方なく皮膚科に行くけれど薬はもらっていないこと、夏休みの1ヶ月間滞在予定であり、2週間目ぐらいからぐんぐんよくなってきたことなど、いろいろ教えてくれました。私自身は滞在が短期ということもあり、人に勧められるほどの確信はなかったのですが、この少女と出会って、患者さんにもすすめられるという希望が持てたのです。

患者さんの気持ちによりそって

私は通常の自分の診療室での診療のとき、薬を減らしてもうまくいかず苦労している方や重症のアトピーの方たちに、治療の選択肢のひとつとして湯治の話をすることがあります。そのなかの何人かの方たちは実際に豊富温泉を経験されて、「先生、行ってきました。良くなって楽になりました。」と笑顔で帰って来てくださいました。リピーターになった方もいらっしゃいました。それでもなかには、「冗談言わないでください。そんなに長く仕事を休んだら、会社をくびになります。」と怒り出す方や、「お金がないんです。」とおっしゃる方もいらして、反省することもしばしばあります。経済的、時間的にかなりゆとりがないと、長期の湯治がむずかしいのは事実です。しかし、健康あっての幸福な毎日であり、健康はなによりも優先されるべきもののひとつではないでしょうか。

私はごく普通の皮膚科医ですが、アトピーであったことからいろいろな経験もできました。なるべく患者さんの気持ちによりそった診療を心がけようと、気持ちを新たにしています。

豊富温泉近辺の散歩の途中では、草原を軽やかにジャンプして行く2頭の鹿に出会いました。レンタカーで走った海岸沿いの道路はどこまでも続き、遠くに利尻山をのぞみながら左手には日本海が広がります。豊富温泉に行ってみたくなりませんか。

アトピッ子のための「豊富温泉利用法」

湯治から帰宅後まで

さち皮ふ科クリニック院長
隅田さちえ

（すみだ・さちえ）
１９８４年広島大学医学部を卒業し、皮膚科に入局。その後市中病院で20年勤務したのち、２００３年広島市中区に開業し現在にいたる。著書に『ママも安心 アトピッ子の素肌をつくる』（子どもの未来社）。

湯治を遊びとして

豊富温泉は北海道の稚内近くにありますから、本州からはとても遠い温泉です。この温泉は、大人だけでなく、子どものアトピーもぐんぐんよくなっていきます。

「アトピー性皮膚炎」の多くは乳幼児から始まり、学童期まで症状が続くことがあります。かゆいときに、薬に頼らずに豊富温泉で湯治をすると、皮膚も傷が消えかゆみがひいていきます。特にステロイド外用治療を止めたときのかゆみは特別ですから、豊富の湯治でかゆみがなくなり、回復が早いと生活が楽になります。

豊富温泉でアトピーが良くなるのはなぜか、よくわかっていませんが、これまで成人だけでなく多くの子どもの患者さんも湯治で良くなっていきました。（昨今、豊富温泉では、様々な実証的な研究も進行中です。）

小さいお子さんや、赤ちゃんの湯治は、体力的にも精神的にも無理ができません。子どもが怖がるときは、大きなバケツやたらいにお湯をとって、水遊びから始めてください。湯につかることが平気な子は、プール感覚でお母さんと一緒にのんびりつかってください。温泉の湯のなかで、遊びができると楽しく湯治が続けられます。全身運動なので、湯治のあとは深い眠りもやってきます。お子さんも親子さんも、湯治を楽しめるとより効果的です。子どもは「遊ぶことが本分」です。湯治を遊びとして、ご利用ください。

乳幼児の「湯治の仕方」

湯治回数は、乳幼児は体力にあわせて、無理ない範囲内で決めてください。1回の湯治時間は数分程度から始めて、徐々に伸ばして、1日2、3回利用できればよいようです。湯治客の方も、温泉スタッフの方も、子どもにはとても親切にしてくださるし、声をかけてくださるので、お母さんはなんの気兼ねもいりません。

本人のアトピーに掻き傷があっても、豊富温泉のお湯は少しつかればしみませんから、苦痛もなく気にせずにつかることができます。注意点は湯治客にとびひやヘルペス感染症の患者さんがいるときは、湯治を控えることです。ヘルペスウイルスを初感染で発症すると、広範囲に症状がでることがあります。感染症などの心配なことは、ふれあいセンターの保健師さんが相談にのってくれます。湯治湯から上がったあとは、タオルでふくだけでかまいません。温泉のお湯が保湿成分をふくんでいますから、お湯からでたあとなにも塗る必要はありません。保湿を塗らないほうが、かゆみがなくすごせます。

石鹸、シャンプーは使いません。もともとアトピー肌であれば、バリア機能が弱く、特に子どものバリア（角質層）は薄いので、石鹸で壊すことのないようにしましょう。シャンプーもリンスも界面活性剤を含むものは一切使わないですごします。

湯治は、体をお湯で流して、お湯につかるだけです。タオルでこすることは、アトピーの子にはむきません。

湯治場にある「油」は湯治湯の上にうかぶ「濃い成分」がふくまれます。毛穴につまって毛嚢炎《もうのうえん》をおこすこともありますから、子どもへの使用は慎重にされることをおすすめします。お湯につかるだけで、十分な保湿と皮膚の改善が始まります。

豊富温泉で湯治中の子どもへのサポートには、施設と人のサポートがあります。お母さんと子どもだけでは、息がつまります。親一人でできることには限りがあります。子育てはいろいろな人の力を借りて、みんなで子どもたちをケアしていきましょう。子育てはかかわりのなかで行うもの。お母さん一人で育てることはありません。

湯治から自宅に戻ってからの生活が大切

湯治が終わり自宅に帰ってからは、「温泉の湯の保湿効果」がなくなります。自宅に帰るだけで、再び皮膚が乾燥することもあります。自宅でのシャワーや入浴は、皮膚の保湿成分を奪ってしまいますから、２週間程着替えだけで乾燥の程度の様子をみて、皮膚の乾燥がなければ、簡単なシャワーから始めてください。

子どものアトピーは自然治癒しやすいので、自然治癒するための毎日の生活スタイルが大切です。成長していく子どもたちにとって、生活は「成長を促すこと」そのものです。

皮膚は体にとって、重要性の低い臓器です。末梢組織ですから、供給される栄養（血流）は少なく、体の中心が37度でも皮膚温は30度以下です。十分な栄養が回って強い皮膚を子どもが獲得するためには、健やかな毎日の生活が大切です。大人が「余計なことをしない」ということが重要です。ここでは、子どもの毎日の生活に深い関係のある服装、入浴、睡眠、食事、心についてお話しします。

1 赤ちゃんの衣類の着方(皮膚のつつみ方)

生後2、3ヶ月の赤ちゃんは、畳の上で手足をばたばたして遊びます。力が弱いので、長そでを着たり、重ね着をすると体を動かすことがむずかしくなります。秋冬に生まれた赤ちゃんは、親子さんが寒さを心配して、重ね着やフリース、チョッキなど厚着をさせます。衣類のなかで赤ちゃんは体を動かすことができずに、ふとんのなかで蒸れて皮膚がこわれ、アトピーが(背中を中心に)悪化していきます。

皮膚は冷たい温度下で盛んに分裂するので、新鮮な空気が年中皮膚を通るように、風通しのよい状態を保つように服を着ます。衣類の素材は天然素材(綿か麻)だけです。室内では、年中半袖とし、重ね着をしません。乳児期は手足の力も弱いから、ひじとひざを衣類が覆うと自由に手足を動かすことがむずかしくなり運動量が落ちます。寝るときも、シャツ1枚とします。ロンパースなど体をくるむような衣類は風通しが悪いので皮膚が蒸れますし、四肢を動かしにくいので着せないほうがおすすめです。目がさめているときは、畳または床(板)の上でなにもひかないで生活をします。子どもは天然素材の上で遊びます。5ヶ月になると、ごろごろ寝返りをして遊びます。腹這いになり遊べればひじの内側や、ひざの裏側が伸びてかわくので、アトピーも消えていきます。

柔らかい布団の上ばかりですごすと赤ちゃんは、体が埋もれ、関節の皮膚が蒸れるので、悪化しやすいのです。

子ども時代は、いつでも、室内では半袖半ズボンが基本です。ひじとひざを服の外にだしておくこと。この部位は皮膚が薄く発汗が多いので、アトピーの症状がでやすい場所です。いつも服の外に出しておくことで、皮膚は冷やされ盛んに分裂し、汗をかいても蒸れることなく、皮膚は健康になっていきます。

2　普段の入浴

自宅では、石鹸やシャンプー、リンスなどの界面活性剤は一切使いません。ごく短時間のシャワーで軽くながすだけにします。バリアの薄く弱い子どもたちですから、界面活性剤で皮膚を壊さないようにします。「垢《あか》」は古くなった角質層ですが、不要になれば自然に脱落し、4〜6週間で新しい皮膚にかわります。洗わないでも、不潔になる心配はありません。汗は、皮膚に吸収され皮膚を保湿して、消えていきます。汗も不潔ではありません。汗をすった衣類を着替えれば、十分です。

離乳食の時期、口回りが食事でよごれます。食後にお水でさっと流して、軽くふくだけにします。湿疹から汁がでることもありますが、汁はふくと、さらにでてくるのでそのままで乾かします。

3　睡眠

乳児期から3歳ごろまでに「睡眠リズム」を獲得します。子どもがかゆがって寝ないというより、睡眠リズムが獲得できていない子は、眠れないので掻きます。生後2ヶ月ごろから、脳が睡眠リズムをつくるシナプスを作成し始めます。朝の太陽の光と夜の暗闇が必要です。日が沈んだ夕方にテレビを見たり、コンビニに行って人工的な光をあびることで、脳が睡眠シナプスを作れません。夜遅く帰った父親が、子どもを起こして遊ぶなどもってのほかです。7時になったら、真っ暗な暗闇が必要です。乳幼児期は、睡眠シナプスをつくるために、しっかりと朝起きて、朝日をあびて、夜は外出せずに電燈を消します。そうして、睡眠リズムを脳が獲得すれば寝ます。寝る子は育ち、アトピーは消えていきます。また生後7ヶ月をすぎれば、夜間授乳をやめていきます。1歳になれば断乳します。夜間授乳をやめることで睡眠リズムがつくれます。

子どもが寝るためには、睡眠リズム・睡眠シナプスの作成が必要です。

4 食事

成長期の子どもに、食事制限はしません。子どもの食欲は、子どもの生きる意欲です。たくましい体をつくることが皮膚を強くすることですから、お腹いっぱい食べさせます。

離乳食では、蛋白質はしっかり熱をとおして、ごく少量から始めます。食べたあとにじんましんがでた食物（卵、ミルクなど）は一時中止します。大きくなると食べられるようになってきます。そして、子どもに「〇〇を食べたらいけない」「〇〇は食べてよい」ということを決して言わないこと、食べさせたくない食べ物は自宅に置かず、食べられる食材でおいしく食べることが重要です。

5　こころ

五感で生きる子どもは、言葉を介さなくてもお母さんの気持ちがよくわかります。

お母さんが心配して、眉をひそめて子どもを見つめるとき、赤ちゃんも大きな不安に襲われます。「私って、そんなにひどいアトピーなんだ。悪い子なんだ。」かゆみも強くなっていきます。

お母さんがいつもニコニコしていれば、子どもは幸せに包まれ、安心して意欲が湧いてきます。生きることは楽しいことだということを、子どもに伝えてください。アトピーを見ないで、アトピーがない子と同じように対応してください。

- 声はいつも明るいトーンで
- 前向きな言葉を使い、否定的な言葉を使わない
- 「○○しなさい」と言わず、「○○してはいけない」と言わない
- 言葉が見つからないときは、なにも言わずににこにこしておく
- 子どもの言うことに耳を傾ける。

子どもがお話しをするとき、相槌を打ち、質問はしないで耳を傾けます。

子どもに、「大丈夫?」と聞くだけで、その子のアトピーはどんどん悪化していきます。親切に聞こえる言葉「大丈夫?」「今日はどこがかゆい?」「傷ができているよ」「痛くない?」の声かけは子どもの心に大きな不安をかき立てて、アトピーの症状を悪化させます。

アトピーがない子と同じように、会話をしていきましょう。

お湯に流そう　アトピー性皮膚炎

ひふのクリニック人形町院長
上出良一

（かみで・りょういち）1973年東京慈恵会医科大学卒業。1981年より2年間ニューヨーク大学およびカリフォルニア大学サンディエゴ校皮膚科留学、2005年慈恵医大皮膚科学講座教授。2014年定年退職、「ひふのクリニック人形町」開業。慈恵医大客員教授。専門は光皮膚科学、アトピー性皮膚炎。「アトピーカフェ」主宰。

生まれついての温泉好き

私は石川県出身で、生まれたのは母の実家の山中温泉です。そこには総湯という共同浴場があり、そこで産湯をつかいました。そんな訳か温泉が大好きで、学生時代（昭和40年代）には休みになると友人と全国の温泉めぐりをしたものです。ひなびた温泉につかっていると本当にほっとした気分になりました。当時、さすがに豊富温泉には行っていませんが、医師として乾癬患者さんの会（認定NPO法人「東京乾癬の会P－PAT」）にかかわるようになって、旭川での乾癬学会の後、バスを仕立ててはじめて当地を訪れました。油分の多い泉質から言って乾癬には効きそうな気がしましたが、風呂場でアトピーの方が身体を真っ赤になるくらいごしごし擦っていたのにはびっくりしました。これでは良くならないなと、正直思いました。

現在、豊富温泉を訪れる方は乾癬よりアトピーの患者さんが圧倒的に多いと、2015年の豊富温泉シンポジウムで聞き、またびっくり。シンポジウムも大変興味深い発表や討論がなされ、とても勉強になりましたが、夜の懇親会でひざを交えた話し合いができたのは予想以上の大きな収穫でした。特に豊富温泉に移住して来られた方々のお話は心に残りました。

大変な決心の末のことと思いますし、それを支えてこられた町の方々の温かい心遣いが偲ばれました。

フランスのアベンヌ温泉やラ・ロッシュ・ポゼなどの温泉療養施設も見学したり、患者さんと共に滞在したこともあります。皮膚科医が常在して温泉処方や症状管理をしているのを見て、長年の歴史を感じました。乾癬やアトピーの温泉療養が健康保険でカバーされる仕組みがしっかり出来上がっているのでしょう。豊富温泉でもそのような方向に向かえばより一層安心感、安定感がでると思いますし、実際、町をあげてそういった試みもすでに始まっているそうです。フランスでは療養のハード面が優先されているのか、理学療法的プログラムは充実しているのですが、個別のメンタルケア的な取り組みがどの程度行われているのか、残念ながら言葉の問題もあり確認はできませんでした。

傷ついたときには温泉

温泉療養の効果を考えるとき、一般的には泉質が取り上げられ、あたかも温泉成分が薬のように効くというイメージでとらえられがちです。豊富温泉もその油分が極めて特異であり、また体液の浸透圧に近い塩分濃度のために、キズがあってもあまりしみないで入ることができるのが特長です。泉質からのアプローチも大切ですが、それだけではなく豊富温泉の持つ人的環境が最大の魅力でしょう。

アトピーはともすればアレルギー性疾患と捉えられがちですが、少なくとも大人のアトピーは心理的側面の強い人生の病です。これは患者さんが精神的に弱いというのではなく、むしろ一生懸命、真面目に人生をすごそうと努力しているにもかかわらず、思い通りにいかない現実とのはざまでもがいておられ、そのとき、たまたまバリアが弱いかゆい皮膚があり、それを掻きむしる衝動を抑えられず、掻破《そうは》と悪化の悪循環に入ってしまった結果と考えられます。また粗雑な診療による医療不信も、患者さんを苦しめています。この点は医療側が大いに反省すべき点です。その結果、様々な代替医療法を試し、それにも裏切られるという繰り返しで、患者さんはますます孤立し、なにもかも信用できない状況に追い込まれます。

自分が納得できる人生を送ることができるようになるのが一番ですが、なかなかそうはいきません。かといって引きこもってしまっては、前へ進めません。そのような状況から脱却するには、通り一遍の方法ではむずかしいでしょう。幸いカレーライスや温泉が嫌いという日本人はいません。疲れたら温泉に行くというマインドが根底にあります。これを使わない手はないでしょう。温泉はいいものだ、疲れや病も癒されるという、良い思い込みで温泉を訪れ、実は温泉のお湯だけでなく、温泉場の雰囲気や人的交流が、病む人を癒し、新たな出発へのエネルギーを生むことになれば、湯治の目的は達せられます。

豊富イズム

豊富温泉には皮膚病を抱えながらも、新たな人生を歩んでいる方がたくさんおられます。アトピーに煩わされず、とらわれず、淡々と自分の足で歩くことが人生を豊かにしてくれます。そういうロールモデルとなる方と短い間であれ一緒にすごすことが、患者さん自身の心になんらかのインパクトを与え、その人独自の道が開けることを願っています。豊富温泉という泉に集う人々が醸し出す「豊富イズム」がアトピーや乾癬などで悩む人に、生きるためのヒントを与えてくれるでしょう。

治せないアトピー性皮膚炎

２０１６年の2月27、28日に大宮で「アトピー性皮膚炎治療研究会第21回シンポジウム」が、獨協医大越谷病院皮膚科の片桐一元先生会頭の下で開催され、全国から多くの熱心な先生方が集まりました。そのテーマはなんと「治せないアトピー性皮膚炎」でした．片桐先生ご自身も長年アトピーで悩まれておられ、このようなテーマを掲げられたようです。一見開き直りのような感じもしますが、九州大学の古江増隆教授も自ら治せない患者さんの事例を報告されており、なぜ治せないか、様々なレベルでの久しぶりに熱い討論がなされました。治せない理由を挙げたらきりがありませんが、人生がかかわっている病態ととらえれば、解決への道筋は多様で、決してガイドライン通りやっていれば治るというものではないという認識からスタートすべきでしょう。治らない、治せない、治さない等々多様な見地から考える必要があります。ステロイドを使う、使わないという二元論は単純すぎます。

母の想いは重い

アトピーを診療する皮膚科医が、もっと患者さんと話し合うことが大切です。さらに、小児のアトピーを大人まで持ち越さない方策が必要です。そのためには、リスクのある子どもは新生児期からの徹底的な保湿によるスキンケアが大切で、母親、最近はイクメンも多いので父親の理解も必要です。筆者が1995年に始めた患者さんとの話し合いの会は、開業した現在も「アトピーカフェ」として月1回続けています。そこで明らかになるのは、アトピーの子どもを持った母親の過度のステロイド恐怖と、10〜30代の成人患者さんに対する母親の過剰な心配と介入です。その根底には医師、医療への不信と、子どもを守るためにはありとあらゆることをするという母親の性ともいうべき心情があります。成人の患者さんが参加されているときは、いかに母親の介入が負担だったか話されます。母親の気持ちは痛いほどわかっており、それに答えて早く治りたいがなかなかうまくいかない、申し訳ないという気持ちがまた自分を追い込む、悪循環に陥ります。他人の患者さんからそのような話を聞いて、アトピーを治すことを使命として頑張ってこられたお母さんは泣かれます。結局、治すことへのこだわりが事態を悪化させていることに母親が気づくことから、新しい展望が開けると思います。治すというより自力で抜け出す、卒業するという方向性がいいように思います。

抜け出そう！　アトピー性皮膚炎

アトピーから抜け出す道筋はひとつではありません。ガイドラインで示される標準治療が最も効率の良い経路ではありますが、回り道でも自分で切り開いてゴールにたどりつくことができれば、それはたいへん素晴らしいことです。豊富温泉もその選択枝のひとつとして、推奨できると思います。体験ツアーは豊富温泉を身近に感じ、湯治導入のチャンスです。紹介してもなかなか踏ん切りがつかない方も多いのですが、そういうチャレンジをすることが、アトピーから抜け出すきっかけになると思います。アトピー性皮膚炎というまとわりついたしがらみを、豊富温泉のお湯で流してしまいましょう。現地で頑張っておられる方々は、これからも様々なチャンネルを駆使して、生身の豊富温泉を発信していってもらいたいと願い、陰ながら応援しています。

豊富温泉を訪れる患者さんがおすすめする

お医者さんリスト

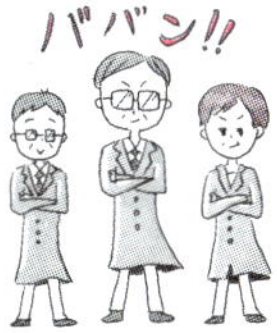

西尾千恵子

西尾皮膚科医院

〒003-0023 札幌市白石区
南郷通1丁目
北1-1 白石メディカル 3F

Tel：011-865-0671

http://www.nishio-clinic.sakura.ne.jp/

有田 賢

小林皮膚科クリニック

〒060-0807 札幌市北区北7条
西4丁目 宮澤鋼業ビル 2F

Tel：011-738-5511

http://kobayashi-skin-clinic.com/

小林 仁

小林皮膚科クリニック

〒060-0807 札幌市北区北7条
西4丁目 宮澤鋼業ビル 2F

Tel：011-738-5511

http://kobayashi-skin-clinic.com/

安部 正敏

札幌皮膚科クリニック

〒060-0063 札幌市中央区
南3条西2丁目1－1
H&B プラザビル 5F

Tel：011-221-8807

http://www.kojinkai.org/clinic/sapporo/

伊藤 圭

JR 札幌病院皮膚科

〒060-0033 札幌市中央区
北3条東1丁目

Tel：011-208-7150

http://www.jrsapporohosp.com/

宮澤 仁

西さっぽろ皮フ科・アレルギー科

〒063-0061 札幌市西区西町
北7丁目2-11
西さっぽろメディカルビル 3F

Tel：011-667-1199

http://www.nishi-sapporo-derma.jp/

藤澤重樹

医療法人社団アップル会
藤澤皮膚科

〒178-0063 東京都練馬区
東大泉1丁目37-14 2F

Tel：03-3925-8947

http://fujisawahifuka.com/

上出《かみで》良一

ひふのクリニック人形町

〒103-0013 東京都中央区日本橋
人形町2-2-3　アライヴ人形町 3F

Tel：03-6661-1276

http://atopy.com/

平郡《ひらぐん》恵子

キヨセ北口皮フ科

〒204-0021 東京都清瀬市元町
1-1-10 清瀬ビル 2F

Tel：042-492-2313

豊富温泉を訪れる患者さんがおすすめする

お医者さんリスト

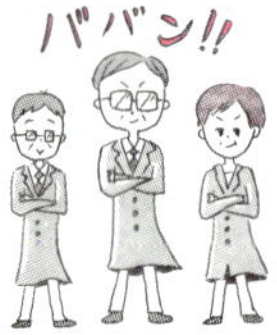

相澤扶美子

サンクリニック
小児科

〒 241-0835 神奈川県横浜市旭区
柏町 127 相鉄ライフ内

Tel：045-366-6821

http://www.suncli.com/

吉沢 潤

吉沢皮膚科

〒 231-0868 神奈川県横浜市中区
石川町 1-1 カーサ元町 4Ｆ

Tel：045-662-5005

http://www.yoshizawa.or.jp/

杉山朝美

杉山皮フ科

〒 233-0002 神奈川県横浜市
港南区上大岡西 1 -15-1
カミオ 4Ｆ

Tel：045-848-0037

青木敏之

あおきクリニック

〒 543-0052 大阪府大阪市
天王寺区大道 1-8-15

Tel：06-4305-8600

http://aokiclinic.a.la9.jp/

木俣 肇

木俣肇クリニック

〒 572-0837 大阪府寝屋川市
早子町 2-21 早子町
オオヨドビル 3F

Tel：072-812-1160

http://kimatahajime-clinic.com/

渋谷《しぶたに》信治

渋谷皮フ科
クリニック

〒 532-0011 大阪府大阪市淀川区
西中島 7-1-1 興北ビル 7F

Tel：06-6305-1080

http://www.shibutanihifuka.net/

堂園《どうその》晴彦

堂園メディカルハウス

〒 890-0052 鹿児島県鹿児島市
上之園町 3-1

Tel：099-254-1864

http://www.dozono.co.jp/

隅田《すみだ》さちえ

さち皮ふ科クリニック

〒 730-0051 広島県広島市中区
大手町 5 丁目 2-22
山陽ビル 2 号館 1F

Tel：082-544-0030

http://sachi-clinic.jp/

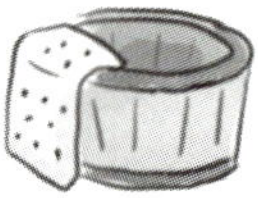

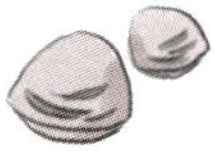

3章

温泉スタッフによる

ミライノトウジ まるわかりガイド

「ミライノトウジ」の一日ってこんな感じ！

「アトピーや乾癬なら湯治するといいよ」と聞くけど、湯治ってみんなどうやって過ごしてるの？
そんな疑問をお持ちのあなたに、豊富温泉の湯治ライフ「ミライノトウジ」の一日をご紹介します。

はじめて体験 Aくんの場合

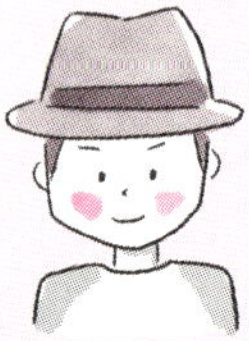

湯治初体験。かゆみと痛みでつらい毎日だけど、日々良くなっているのを実感。体調が上向くまでは無理をせず、ゆっくり休みながら湯治してます。

8:00 起床
夜もかゆみでなかなか眠れないので朝はゆっくり

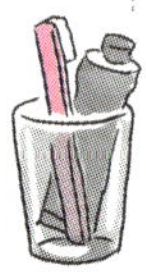

8:30 朝ごはん
湯治は結構体力を使うので朝ごはんもしっかり食べます

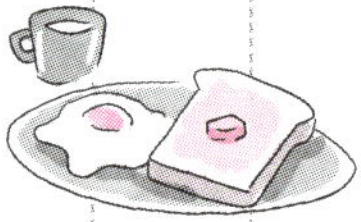

湯治1回目

11:30 休憩室で休憩
漫画を読んでリラックス。思った以上に疲れるので適度な仮眠も大事

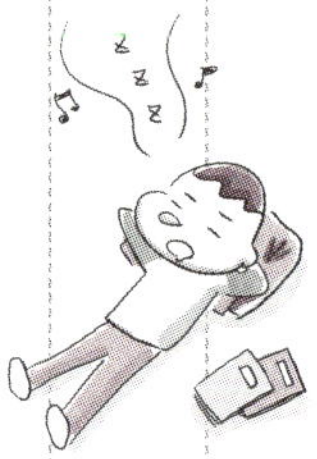

11:00 10:00 9:00 8:00 7:00

年に数回湯治 Bさんの場合

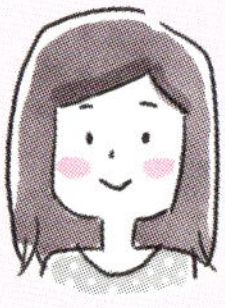

湯治経験10回以上。GWやお盆休みを使って豊富温泉へ。温泉とはうまく付き合いながら、調子を維持しています。湯治に来たら観光も楽しんでいます。

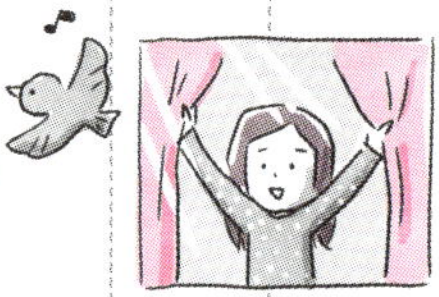

7:00 起床
朝もなるべく早く起きて生活のリズムを

8:00 朝ごはん
できるだけ自炊してヘルシーに
➡P.143

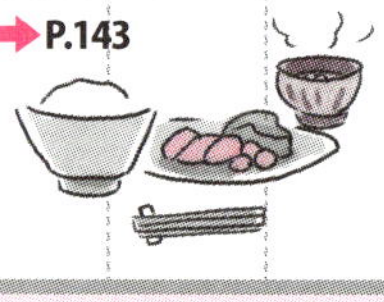

湯治1回目

10:00
湯治仲間とレンタカーで稚内へ
➡P.147

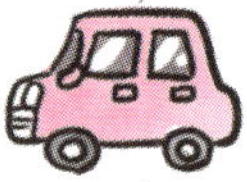

22:00 21:00 20:00 19:00 18:00 17:00 16:00 15:00 14:00 13:00 12:00

12:00 昼ごはん
食堂で豊富名物
ホッキチャウダーを
初体験！
➡P.150

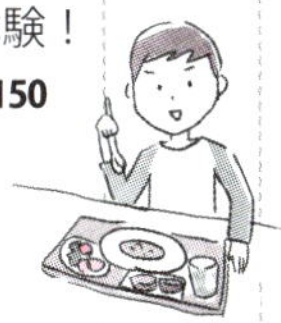

14:00
コンシェルジュや健康相談員に相談
湯治中に不安なことも
スタッフの話を聞いてすっきり

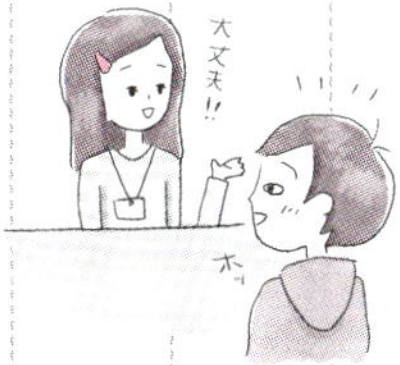

湯治
2回目

17:00 休憩
休憩室で
ゴロゴロ

18:00
夕ごはん

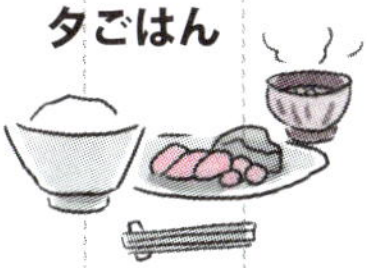

湯治
3回目

22:00 就寝
明日はもっと
よくなりますうように
zzz

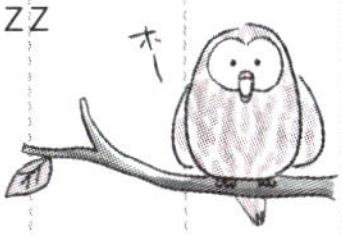

夕方まで
ドライブを満喫
北海道ならではの景色を
眺めながらグルメを満喫
できるのも、
湯治中の楽しみのひとつ

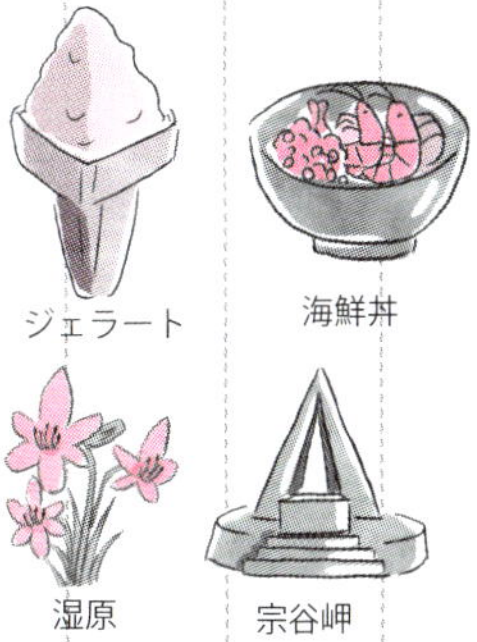

おすすめ飲食店 ➡P.150 ～ 153

16:00
豊富到着

湯治
2回目

17:30 夕ごはん
自炊宿でおかずを
持ち寄り

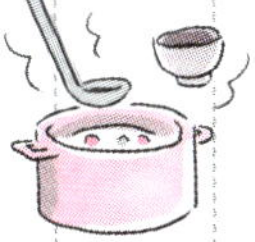

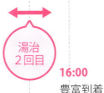

19:00 部屋で談笑
トランプなんて何年ぶり？
気のおけない仲間との
貴重な時間

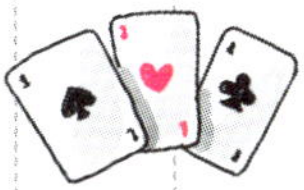

湯治
3回目

21:00 部屋でゆっくり
温泉ライフを
ブログや SNS で発信

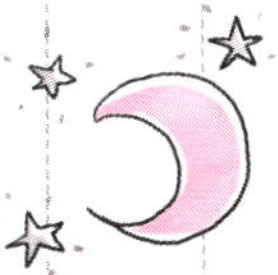

22:00 就寝
今日はぐっすり
眠れそう♪

湯治《とうじ》ってどんなもの？

一般に、温泉地に長期間滞在し温泉につかることを「湯治」といいます。豊富温泉での湯治を始める前に、まずこれだけは知っておいてください。

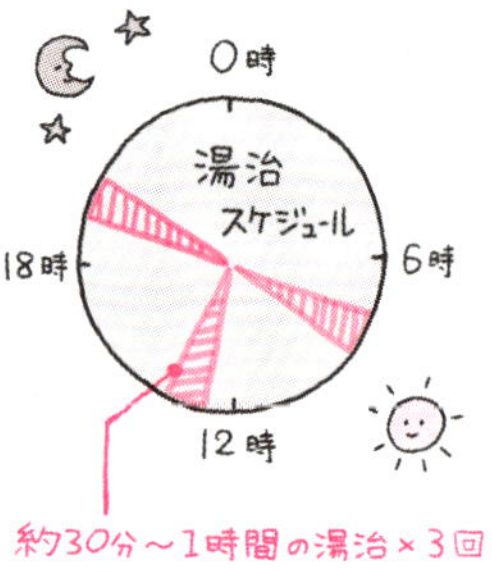

1日に2〜3回程度。1回あたり30分程度、温泉につかりましょう

「ふれあいセンター」には、長時間入れるように、湯温を低めの38度〜39度ぐらいにした「湯治浴場」がありますが、長く入ることでさらに効果が出るわけではありません。長湯のリスクも考慮し、自分の体調に合った時間を見つけることが大切です。

湯治をはじめて数日は体調を見て無理せず

温泉に入ることで身体の中の様々なバランスを整える過程で、皮膚疾患の場合、湯治をはじめて2、3日目で症状が強まることがあります。また「湯あたり」や「湯ただれ」がでることもあります。いずれも一時的なもので、徐々に治まる場合がほとんどですが、過信せずにまずは温泉スタッフやかかりつけ医にご相談ください。

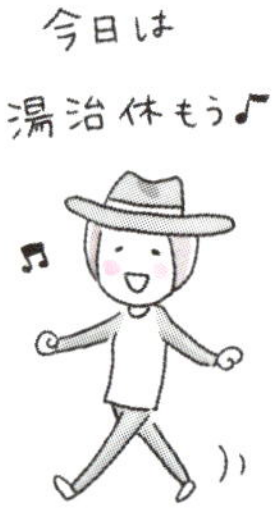

豊富温泉が皮膚によい理由は？

〜豊富温泉の成分と効果

温熱効果

豊富温泉の泉質「ナトリウム−塩化物泉」は通称「熱の湯」と言われ、保温効果が高いのが特徴です。特に豊富の湯は非常に濃い塩分が汗の発散を防いで、上がった後でも冷めにくくなります。また「傷の湯」とも言われ、適度な塩分の殺菌作用により傷が治りやすいという特徴もあります。

温泉成分

油分をはじめ温泉に含まれる様々な成分が、皮膚を保湿してくれます。また体内に吸収された成分が体の細胞を活性化させ、自ら治る力を蘇らせてくれます。ここでも豊富温泉の特徴である「弱アルカリ性高張性」の泉質が力を発揮します。弱アルカリ性の温泉は石鹸のクレンジング作用と同様に、肌の汚れや角質を適度に落としてくれます。また「高張性（温泉成分が肌に浸透しやすい）」であることも、豊富温泉の効果が高い理由のひとつと言えるでしょう。

疲労の蓄積や体力消耗による感染症に注意！

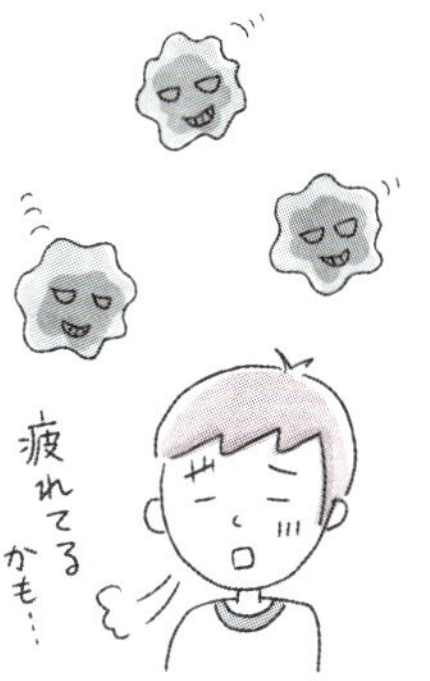

疲労の蓄積や体力を使い過ぎることで、とびひや毛包炎、ヘルペス等の感染症になってしまうことがあります。特にアトピーの方は、皮膚のバリアが弱いため注意が必要です。疲れがたまっていたり寝不足のときは、入浴時間を短くし、回数を減らす、または1日休むなどしてください。もし持病以外の皮膚症状が出た場合は、すぐに最寄りのスタッフに相談しましょう。

※ふれあいセンターでは、万が一感染症になられた方に配慮した「個別浴槽」の設置を2017年春頃までに予定しています。

豊富温泉に含まれる「油」について

豊富温泉の最大の特徴でもある「油分」。特にふれあいセンター開館（8時半）～10時頃までの湯治浴槽には、油分が多く浮いています。乾癬の方には油の効果は高いと言われていますが、アトピーの方には刺激が強すぎる場合もありますので、ご自分の状況に合わせて、入るタイミングも調節してください。また、湯治浴場には塗布用の油も置いてありますが、まずは数日お湯につかり体を慣らしてから直接塗るか検討し、使う場合も頭皮や顔以外の一部分で少しずつ試しながらご利用ください。

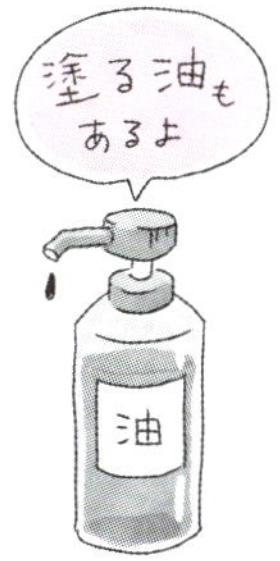

水圧効果

温泉にゆったりつかることで、お湯の水圧が足にたまった血液を押し出し、全身の皮膚の末梢血管までの血液循環が促されます。これにより、傷の治りや冷えの改善につながります。

リラックス・睡眠効果

傷が治りやすいだけでなく、皮膚の炎症があっても不思議としみないのが豊富温泉の特徴です。かゆみや痛みで優位になってしまう交感神経が、湯につかってリラックスすることで副交感神経優位となり、自律神経のバランスを整えることができます。アトピーや乾癬が悪化する原因のひとつと言われる自律神経の乱れが整うことによって、より良い睡眠が得られ、さらに傷の治りを促進します。

転地効果

深呼吸したくなるほどのきれいな空気と広い空、美しい自然のなかでのんびり散策、周辺を観光するなど、非日常の時間を過ごすことで身も心もリフレッシュし癒しの効果が得られます。また同じ悩みを持った仲間との出会いが心を楽にするのかもしれません。

湯治でよくあるQ&A

湯治にいらしたみなさんから、よく寄せられる質問にお答えします。

どのくらいの湯治期間で効果がでるの？

個人差はありますが、経験された方々のお話をうかがうと、目安は1～3週間前後です。経済的に、時間的に許されるのであれば、なるべく3週間に近い日数を確保された方が良いようです。

顔に温泉のお湯をつけても良い？

顔に症状がでている方には、コンシェルジュ・デスクで洗面器を貸し出しています。顔にお湯をつけるときは、浴槽ではなく、湯口から出ている新しいお湯を洗面器ですくって顔につけましょう。

温泉の混雑する時期、時間帯はありますか？

5月、9月の連休、お子さんの夏休み期間（7月下旬から8月下旬）、年末年始などは一般のお客様も多くなり、お風呂も混みます。

食事時（昼、夕）は比較的空きますが、入浴優先で食事をぬく等生活リズムが不規則にならないよう注意してください。

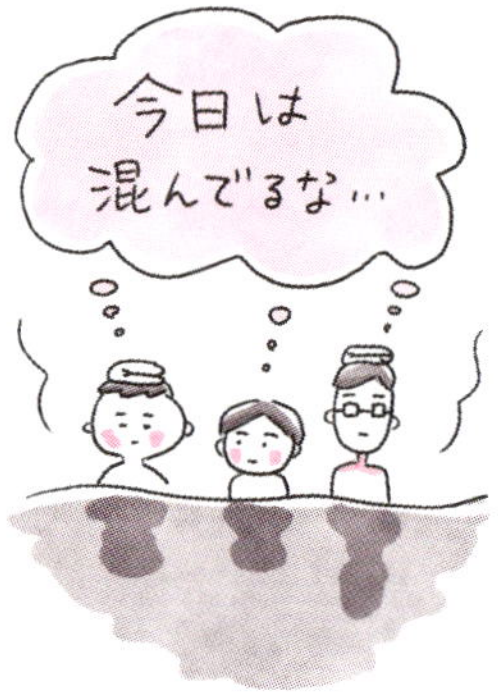

帰ってからも良い状態を維持するにはどうしたらよい？

残念ながら、湯治で乾癬やアトピーが完治するわけではありません。乾癬の場合は帰宅後数ヶ月、アトピーの方は帰宅後1～数週間で徐々に症状がでてくる方もいるようですが、いずれも湯治前の状態まで落ち込むことは少ないようです。帰ってからの再発（または再燃）を少しでも防ぐには、要因と思われる生活習慣やストレス、環境を見直すことが大切です。予防も兼ねて、定期的に予定を組んで来られる方もいます。

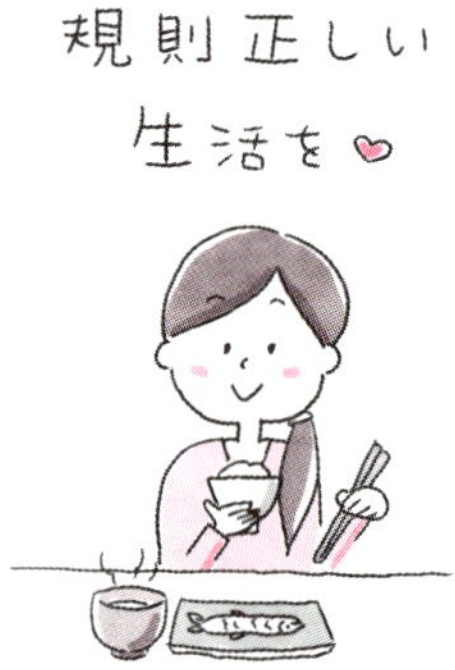

湯治期間中、みんなどんなふうに過ごしているの？

普段よりも長めの入浴を日に2〜3回行うので、合い間の休憩と食事で一日の大半を使います。症状が少し楽になってきたら、朝夕のウォーキングや館内で行っているヨガなどの運動を取り入れていただいています。コンシェルジュ・デスク企画のランチ会やお茶会、健康プチ講座などもご利用できます。夏場は無料レンタル自転車で運動を兼ねて豊富町の中心街まで出かけたり、湯治中に知り合ったみなさんで有料レンタカーを利用し食事や観光に出かけたりしています。（➡144〜152ページ）

赤ちゃんはどのように湯治したらよいの？

免疫力や体力が未熟、排泄コントロールがむずかしいなどの理由から、0〜1歳児のお子さんは不特定多数の方と一緒に入るのは望ましくないとも言えますが、乳児湿疹やアトピーのお子さんも多数来られています。その場合は無料のベビーバスをご使用の上、回数、時間ともに大人の目安より少なくしていただいています。

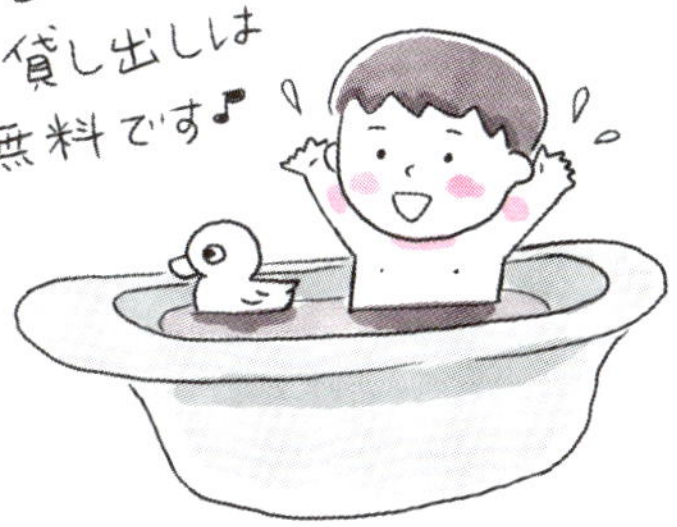

頭に症状がでているけどどう洗ったら良い？

傷にしみないよう、シャワーではなく温泉のお湯をかけて洗い流している方もいます。お湯を頭にかける場合には、洗い場でお願いしています。浴槽のなかで頭からお湯をかけるのはお控えください。また、備え付けのシャンプーやリンスは、ごく一般的なものですので特に気にされる方は、普段からお使いのものをご持参ください。

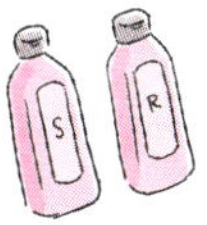

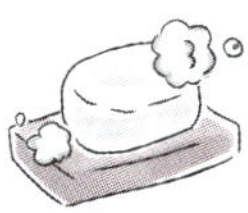

豊富温泉に塩素は入っているの？

ふれあいセンターの浴槽はすべて源泉かけ流しです。ただし備え付けのシャワーや蛇口から出る水は水道水なので、法律で定められた塩素が入っています。

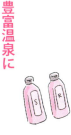

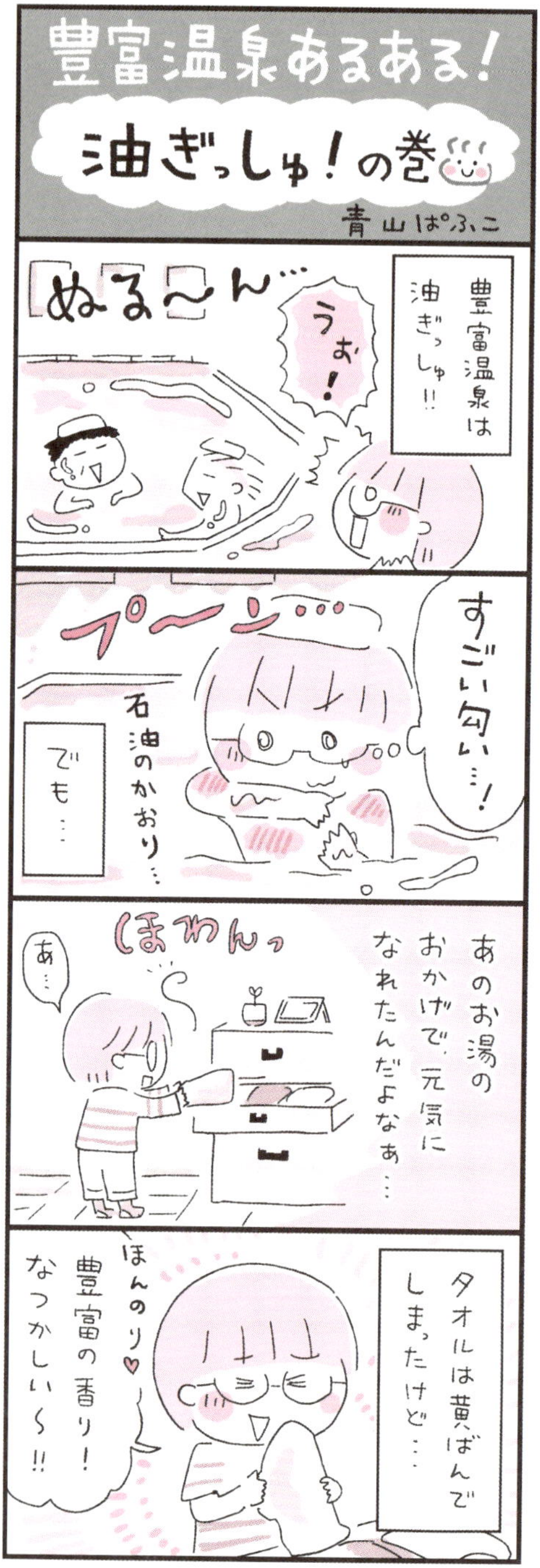
豊富温泉あるある！
油ぎっしゅ！の巻
青山ぱふこ
豊富温泉は油ぎっしゅ!!
ぬる〜ん…
うぉ！
すごい匂い…！
プ〜ン…
石油のかおり…
でも…
あのお湯のおかげで元気になれたんだよなぁ…
ほわんっ
あ…
タオルは黄ばんでしまったけど…
豊富の香り！なつかしい〜!!
ほんのり♡

温泉のお湯を自宅に送ることは可能？

ふれあいセンターでは豊富温泉に来られたことのある方に限り、有料でお湯をお分けしています。詳しくはふれあいセンターまたはコンシェルジュ・デスクにお問い合わせください。

各旅館の泉質に違いはありますか？

基本的な泉質は同じですが、各宿泊施設の設備等の違いで、若干温度や湯の花の量に違いがあります。それぞれのご都合に合わせ、宿泊先の内湯で湯治をされる方もいます。川島旅館、ニュー温泉閣ホテル、ホテル豊富の内湯は、いずれも日帰り入浴ができますので、試してみてはいかがでしょうか。（➡138ページ）

column

豊富温泉はじめはじめ物語

明治33（1900）年頃のこと、豊富と稚内の境目付近に、十勝から数人のアイヌの人たちがクマを捕るためやってきました。でも見知らぬ山で道に迷ってしまいました。日暮れとともにだんだん辺りは真っ暗になり、仕方なく山の中で一夜を過ごすことにしました。

心を落ちつけようと、一人が持っていた煙草に火をつけたそのとき、突然音を立てて炎が上がりました。男たちはたいそう驚き、一目散で山を下りて、ようやくたどり着いた先で、そのことを話して聞かせました。

話は方々に広まり、それを聞いた地質に詳しい人がもしやと思って、山に入り様々調べました。すると思った通り、そこには石油が湧き出ていたのです。当時から石油は大変貴重なものでしたので、その後本格的な調査が始まり、大正15（1926）年には今の温泉地区でも、試掘が行われることになりました。地下960メートルまで掘り進めたところ、大きな音とともに天然ガスと温泉が噴き上がりました。

翌年には温泉井戸近くにかやぶき小屋が、男女混浴の浴場として作られ、近隣の人々が多数訪れるようになりました。入浴料は1日10銭、1回5銭だったそうです。当初から油の混じった温泉として評判は良く、とりわけ、やけどは「病院よりあとも残らずきれいに治る」と評判を呼びました。その頃温泉近くには炭鉱があり、作業中にやけどを負った人などもよく利用していました。「温泉につかって上がったら、キャベツの葉で冷やして」を繰り返し、全身のやけどから無事元気を取り戻した人もいたとか。また、漆や草かぶれ、虫刺されなどにもよく効くということで、付近の住民だけでなく、わざわざ遠くから入りに来る人もいたようです。

その後、1990年代に入ると尋常性乾癬の患者さんたちからの注目が集まり、そして2000年代以降、アトピー性皮膚炎の方々も数多く訪れています。

＊参考資料：「とよとみの民話　第7集石油王国の夢」（北海道立豊富高等学校・郷土研究部著）、『豊富町史』

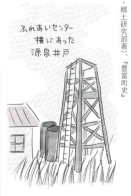

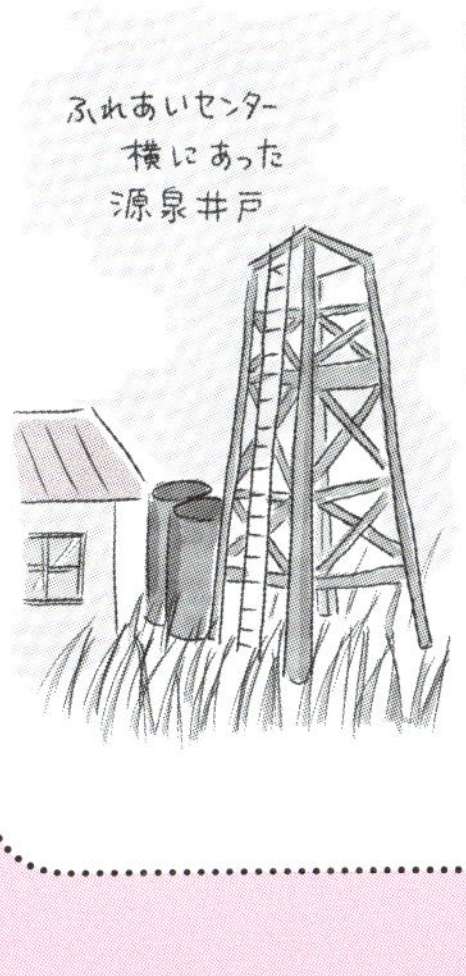

より効果的な湯治をするために

温泉に入るだけが湯治ではありません。普段の不規則な生活を見直すこと、運動不足やストレスの解消が、早期改善、帰ってからの体調維持にもつながります。湯治滞在中から取り組んでいただきたい「4つのポイント」をご紹介します。

Point.1 睡眠

皮膚症状の改善と体調を整える上で、良質の睡眠は欠かせません。肌細胞の新陳代謝に必要な成長ホルモンは、入眠から数時間のうちに作られると言われています。また、睡眠不足や不規則な生活は自律神経や免疫機能のバランスを崩す原因となり、皮膚症状が強まることにつながってしまいます。

日頃眠れず、昼夜逆転となってしまう人も少なくないと思いますが、温泉に繰り返し入ることで、炎症や傷が減りかゆみも徐々に緩和され、少しずつ良い眠りが得られるようです。睡眠と休息が得られることが先決ですが、少し楽になったら、早寝早起き出来るような環境づくり（早く布団に入る、携帯類は寝床に持ち込まない、寝る前にストレッチ等）も取り入れてみてください。

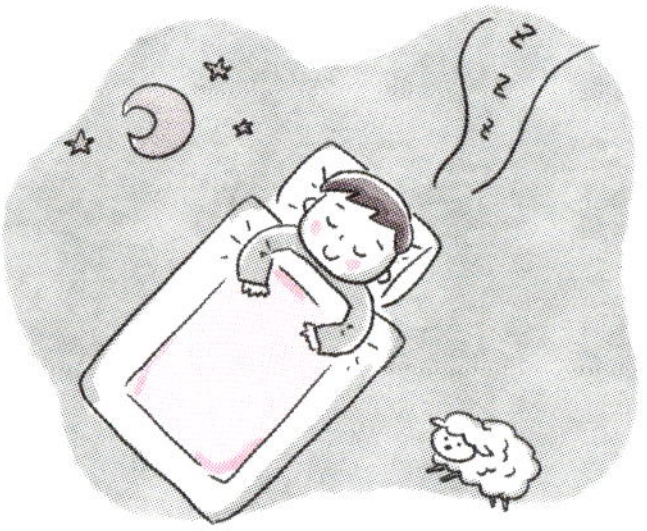

Point.2 食事

湯治は思っている以上に体力を使います。様々な食事療法に取り組んでいる方もいますが、欠食や極端な偏食は滞在中の体調維持に影響することもあります。最初は無理でも少し楽になったら、規則正しく、質の良いものを、腹8分目程度に、ゆっくり味わうことをおすすめします。豊富温泉では化学調味料や食品添加物に配慮した「自然食品」が購入できます。体は食べた物から作られます。手軽で安価な出来合いのものをたくさん食べるのではなく、良質なものを上手に摂ることも、帰宅後の体調管理に役立つことでしょう。雑務に追われることのない湯治滞在中だからこそできる大事なポイントとも言えるでしょう。

この機会に、日頃の食事内容や食習慣を見直せると良いですね。

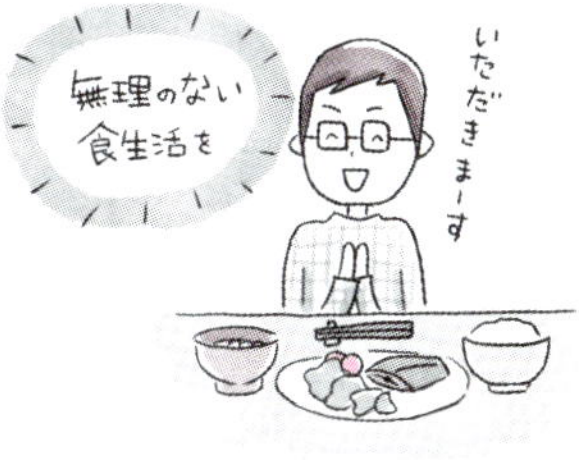
いただきまーす
無理のない食生活を

Point. 3 運動

肌の調子が悪いと、傷による痛みで思うように体を動かせない、汗をかくと同時にかゆみがでるといったことが多く、普段はなかなか運動を取り入れられない状況の方も多いかと思います。

運動で得られる利点として、「血流が増し、代謝が良くなり、回復力が増す」「発汗量が増し、汗が皮脂と混ざって膜となり、汗に含まれる天然保湿成分とともに皮膚バリア機能が強化される」「ストレスが発散され、自律神経の乱れが解消する」などが挙げられます。

到着したばかりで症状が強く出ているときは入浴中心で過ごし、体の動きがスムーズになってきたら、徐々に「運動」も意識して取り入れてみましょう。たとえ汗によるかゆみが生じても、滞在中は湯につかればほどなく緩和されます。時には湯治で知り合った仲間同士で、楽しみながら体を動かせます。運動する機会を増やし、心地よさや利点を感じることが、帰ってからも続ける意欲と体調維持につながることでしょう。

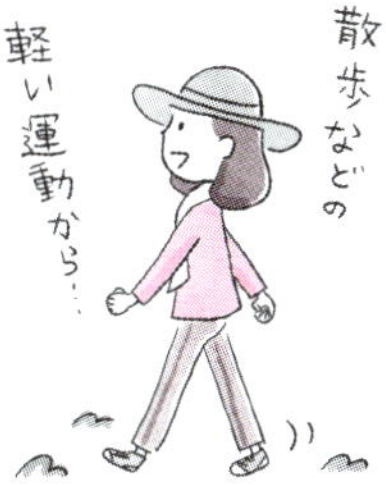
散歩などの
軽い運動から…

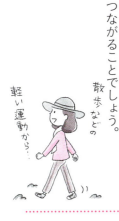

Point. 4 心の栄養

湯治をされた方々からは、豊富温泉の泉質とともに症状の改善を助ける要素として「何でも相談できるスタッフがそばにいる安心感」「豊かな自然でのんびり過ごせる転地療養効果」などのご意見をいただきます。つらくなってもここに来れば何とかなる「いざという時の心の支え」を挙げてくださる方も多いです。そして、より大切な栄養素に「皮膚疾患への理解と共感」があります。

お肌に良いと言われる温泉は全国にも多数存在しますが、豊富温泉ほど皮膚疾患の湯治客同士で関わりが持てるところは少ないと思います。悩みをほんのひとこと話すだけで伝わる、共感し合えることが、悩みや不安を解消してくれ

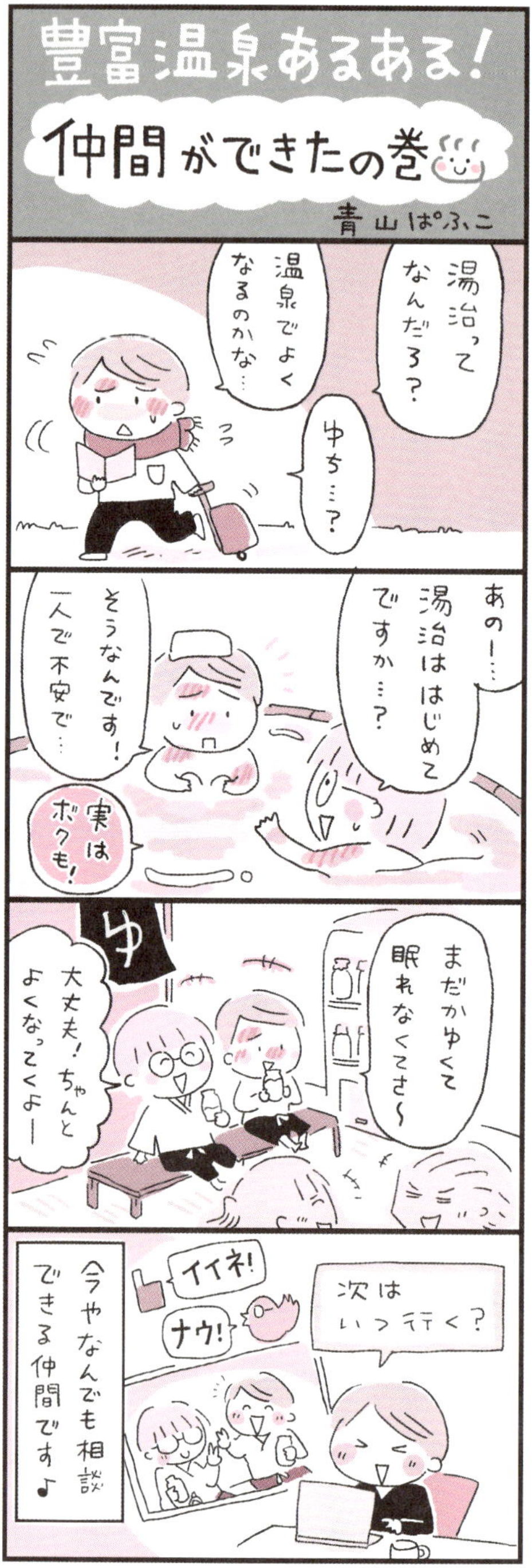
豊富温泉あるある!
仲間ができたの巻
青山ぽふこ
湯治ってなんだろ?
温泉でよくなるのかな…
ゆち…?
あの…湯治ははじめてですか…?
そうなんです! 一人で不安で…
実はボクも!
ゆ
まだかゆくて眠れなくてさ〜
大丈夫! ちゃんとよくなってくよー
今やなんでも相談できる仲間です♪
イイネ!
ナウ!
次はいつ行く?

ます。日頃症状を隠すことでいっぱいになっている心は、隠す必要がなくなることで解放されます。ともに病と戦う仲間を見つけることで勇気を得て、体調がよくなり、将来への自信につながります。

　また地元の方々は、自身が皮膚疾患ではなくても、細かな説明不要であたたかく受け入れてくれます。唯一無二の貴重な「心の栄養」が、ここ豊富温泉にはあると思うのです。ここでの出会いの機会を十分に活用しましょう。

column

1日5分、ヨガのすすめ

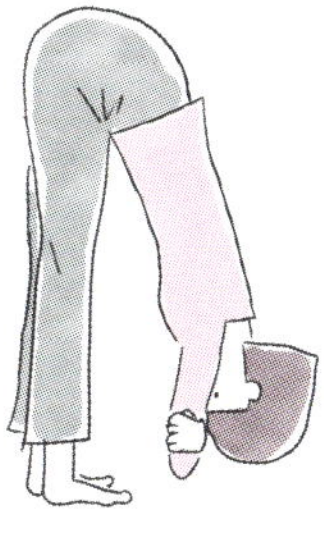

立ち前屈
背骨の柔軟性が UP ！
若々しいカラダを目指します

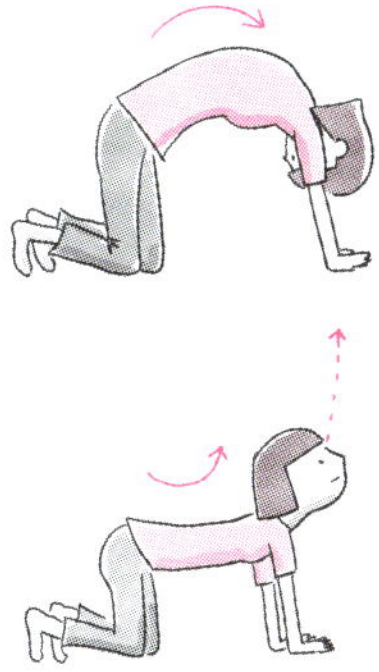

ねこのポーズ
背骨の柔軟性が UP ！
若々しいカラダを目指します

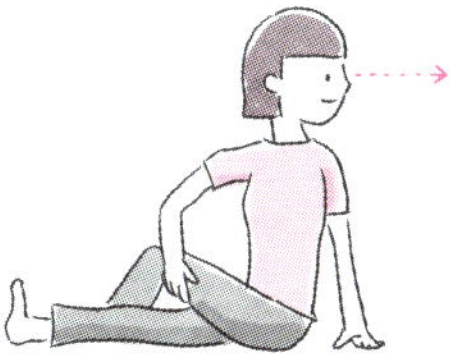

ねじりのポーズ
腰のダルさ、
疲れに効きますよ♪

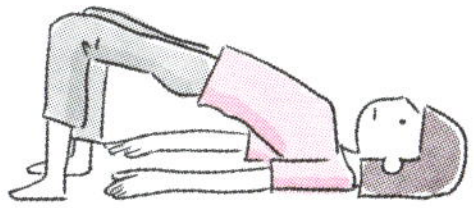

橋のポーズ
お腹をしっかり伸ばして！
便秘の予防・改善にも◎

ヨガというと、カラダがやわらかくないとできないというイメージがあるかもしれませんが、心配はいりません。

豊富温泉にて開催しているヨガクラスでは、カラダを「ほぐす」、「ゆるめる」ことに重点を置いています。筋肉のこわばりをほぐしてゆるめることは、精神的にもくつろげる作用があります。「自律神経のバランス」や「ホルモンのバランス」にもよい影響があります。

「冷えは万病の元」と言いますが、運動習慣を持つことで血液循環を促進し、カラダをあたためることもできます。冷え性改善にも持ってこいなのです。

「1日5分あればできるコト」です。湯治の合い間に、またご自宅に帰られてからも、ぜひちょこちょこと試してみてくださいね。

ミライノトウジの拠点「ふれあいセンター」ってどんなところ？

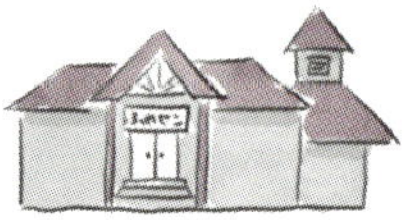

はじめての土地で知らない人だらけ、体の具合いもよくないし、きっと不安でいっぱいなことでしょう。そんな不安を和らげ、安心して充実した湯治ライフを送るために、「ふれあいセンター」を活用してください。チームワークが自慢の温泉スタッフ一同、みなさまをお待ちしています。

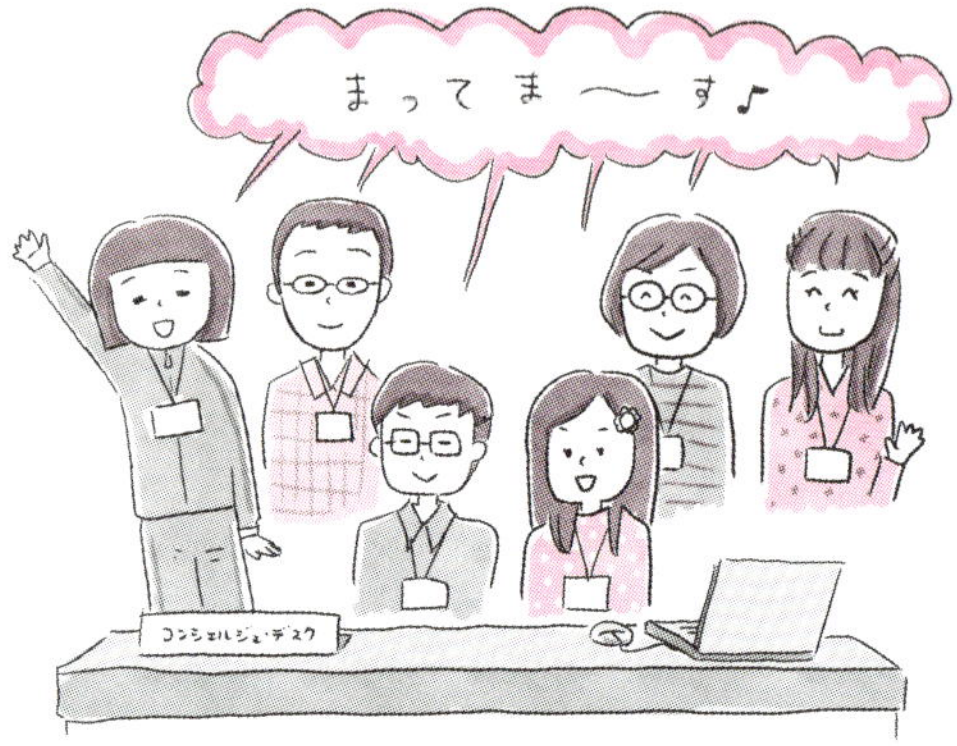

湯治に来たらまず、コンシェルジュ・デスクへ♪

ふれあいセンターには湯治生活をサポートしてくれるスタッフがいつも常駐しているので安心♪　温泉の利用の仕方や湯治生活全般について自身の経験から案内してくれる温泉コンシェルジュ、体調について専門的にアドバイスしてくれる健康相談員（保健師・看護師）、運動についてアドバイスをくれる健康増進担当、湯治の合い間のレジャーをサポートしてくれる観光担当。不安を和らげ安心して充実した湯治ライフを送るために、ぜひ一度コンシェルジュ・デスクに立ち寄ってみてくださいね！

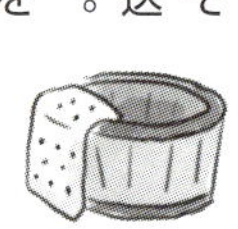

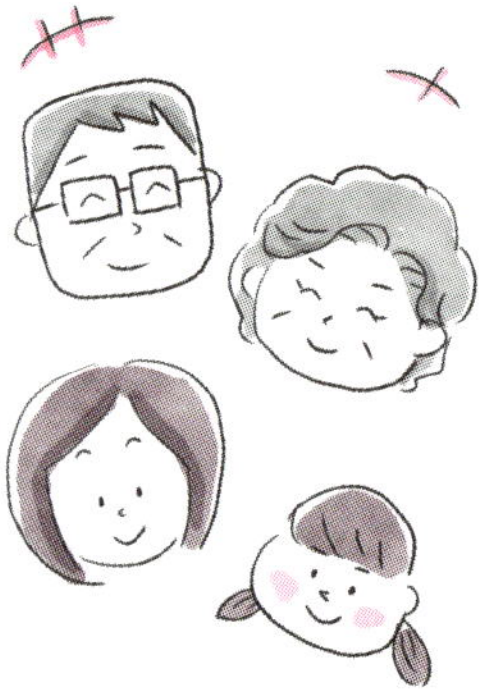

みんなの憩いの場

短い人で１週間、長い人で２～３ヶ月滞在する、豊富温泉での「ミライノトウジ」。湯治期間中は、主に温泉街にある宿泊施設に泊まって、町営の温泉入浴施設「ふれあいセンター」に通います。平日は地元のおじいちゃんおばあちゃん、週末は町内の家族連れや観光客で賑わっています。町民、観光客、湯治客の憩いの場となっています。

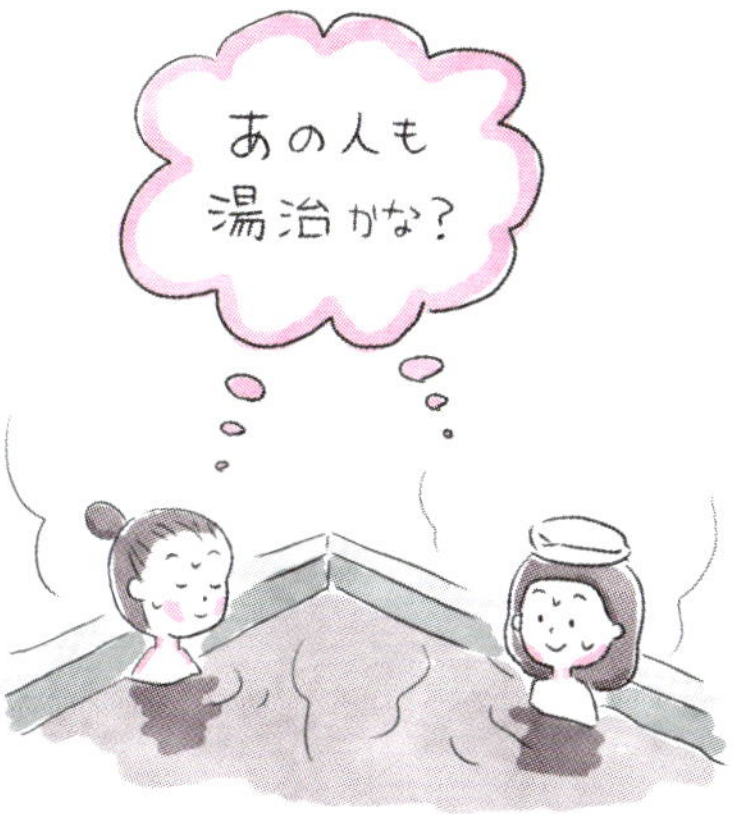

症状を気にせず入れる湯治風呂♪

湯治に来た頃って症状もつらいし、出来れば人にも会いたくないし、お風呂で荒れている肌を人にさらすのって嫌ですよね。でも、ここふれあいセンターは一般のお風呂と湯治用のお風呂に分かれています。湯治風呂を利用しているのは、自分と同じように症状がつらくて来ている人が多いので、気にせずゆっくりお風呂につかることができるのがいいところ！

お風呂の合い間は休憩室でのんびり＆ぐっすり♪

1日2、3回お風呂に入るといっても「あいだの時間は、みなさん何してるんですか？」と質問されることがよくあります。1日に何回もお風呂に入ると、思った以上に疲れます。また、症状がつらくてなかなか夜眠れない、という方も多いですよね。

温泉につかって芯から温まった体は、ぽかぽかしてとっても気持ちよくなります。お風呂から上がった後は、疲れた体を休めるために横になる方も多いです。爆睡してイビキかいて寝ているおじさんもいるので要注意（笑）。

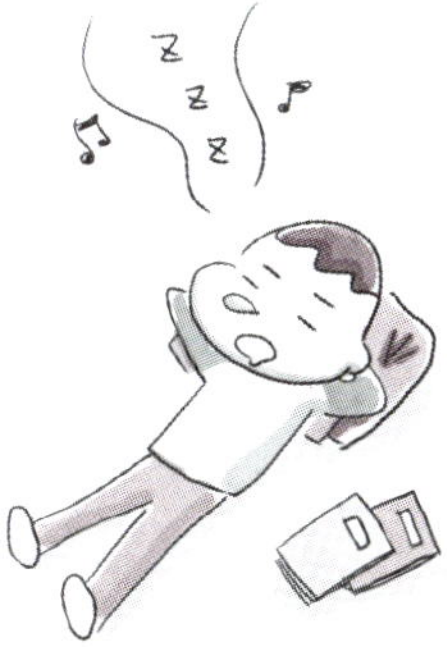

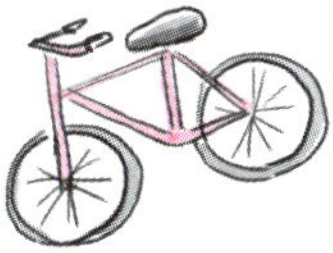

レンタカーやレンタサイクルで、みんなでいろんなところに出かけよう！

湯治で知り合った仲間とレンタカーで、お出かけや買い出しに行くことも。サロベツ湿原を見に行ったり、海鮮丼を食べに行ったりする方もいます。自転車で、市街地まで運動がてら買い出しに行く方もいますよ。レンタカー、レンタサイクルのお申し込みはコンシェルジュ・デスクまで。ぜひ利用してみてくださいね！

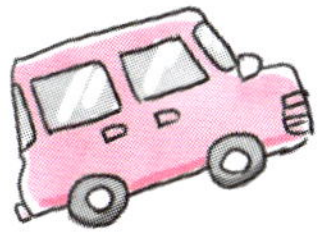

レンタカー情報 ➡P.147

外で運動ができない冬でもできるヨガ教室♪

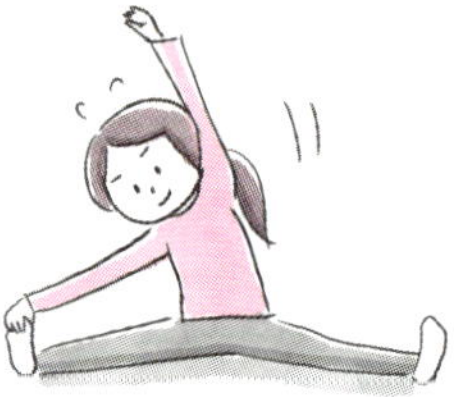

「温泉にはいるだけじゃ運動不足になる」という方も多いはず。特に冬は天気が悪いと外に出れないときも。ふれあいセンターでは、定期的にヨガ教室を行なっています。はじめての方でもできるお手軽なヨガです。湯治の方だけでなく地元の方にも大人気！　男性の方もたくさん参加していますよ。

コンシェルジュ主催のお茶会、ランチ会、プチ講座スポーツイベントに参加♪

コンシェルジュ・デスクでは、定期的にイベントを企画。夏には外でジンギスカンのBBQ、冬は鍋パーティ、お茶会ではボードゲームをやったりして楽しく交流しています。ときには健康について勉強会をしたり、天気のいい日には、外でスラックライン（綱渡り）などのスポーツも。イベントに積極的に参加して、みんなで楽しく湯治しましょう。

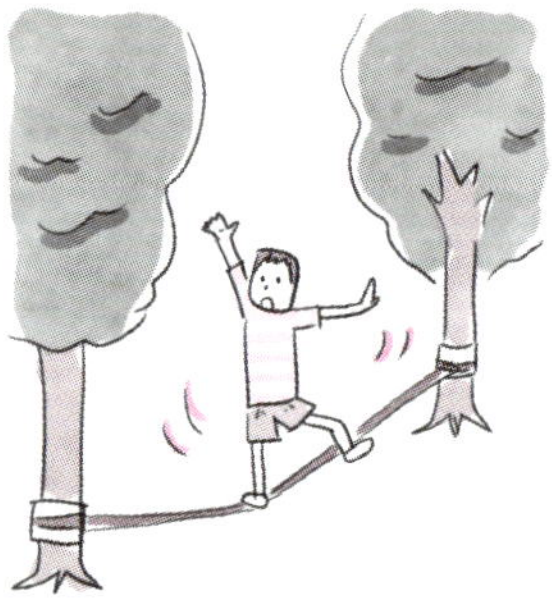

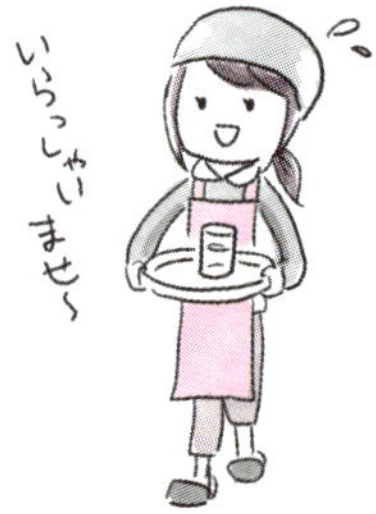

アルバイトしながら湯治?!移住したい人が増えてる?!

長く滞在したいから、バイトしながら湯治できたらいいのに！　コンシェルジュ・デスクではそんな方のご相談にのることも。また、最近では湯治をきっかけに移住したいという人も増えていて、仕事や住むところのご相談も受けています。

ふれあいセンターのランチいろいろ♪

ふれあいセンター１階にある食堂「味彩《あじさい》」では、ラーメンやカレーなどの定番メニューの他、北海道名物ラムや鹿肉のジンギスカンが食べられます。新聞にも取り上げられた評判の味を、ぜひ一度ご賞味あれ！（➡P.151）その他、パンの販売もあります（詳しくはコンシェルジュ・デスクまで）。

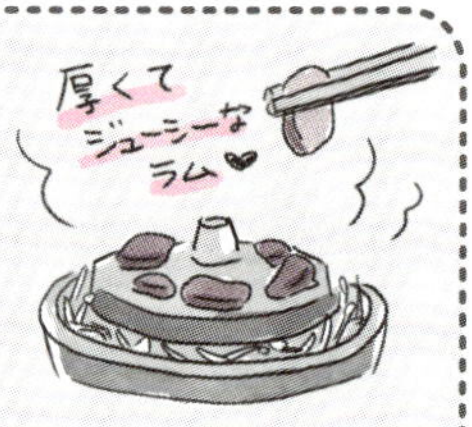

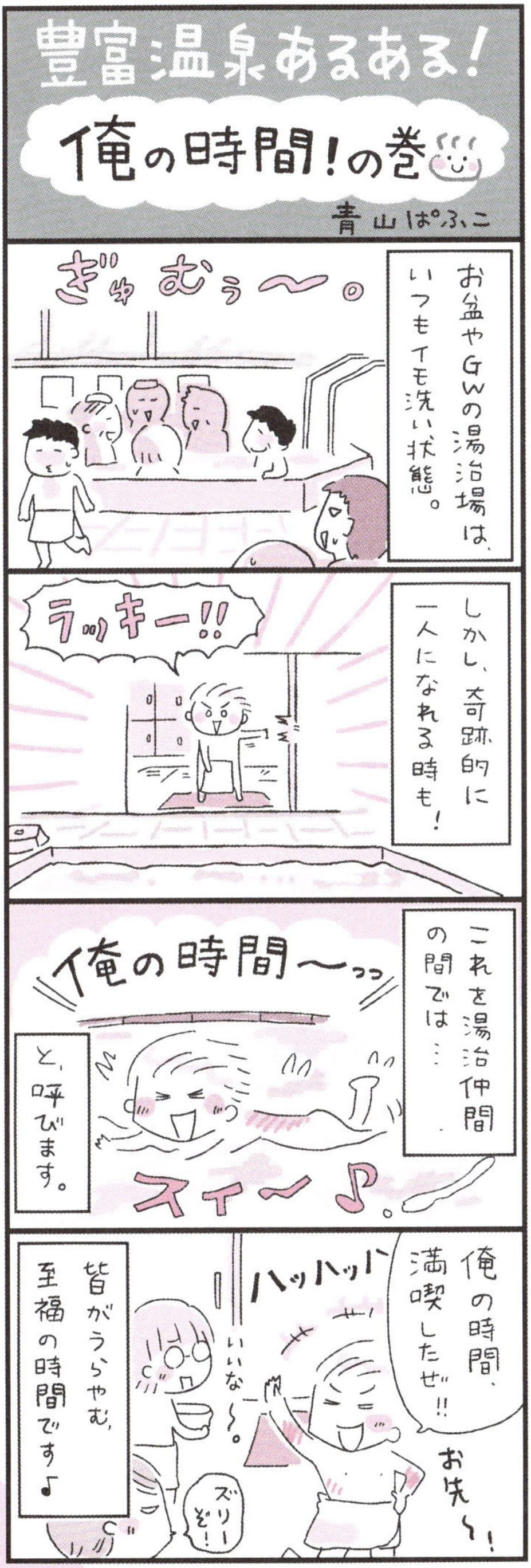
豊富温泉あるある!
俺の時間!の巻
青山ぽふこ
お盆やGWの湯治場は、いつもイモ洗い状態。
ぎゅむぅ〜。
しかし、奇跡的に一人になれる時も!
ラッキー!!
これを湯治仲間の間では…
俺の時間〜っっ
と、呼びます。
スィ〜♪。
俺の時間、満喫したぜ!!
ハッハッハ
いいな〜。
お先〜!
ズリーぞ!!
皆がうらやむ、至福の時間です♪

ふれあいセンター情報

町営温泉入浴施設　ふれあいセンター

営業時間	8:30 〜 21:00（受付／20:30 まで） ※年末年始は短縮営業
定休日	元日・整備日 （毎年 4 月 10 日前後の 4 日間）
料金	大人（中学生以上）：　510 円 （65 歳以上）：　380 円 子ども（小学生）：　250 円 小学生未満：　無　料
8 枚綴り回数券	大人（中学生以上）：3,570 円 子ども（小学生）：1,750 円
マンスリー券	30 日間：12,000 円
電話番号	0162-82-1777

コンシェルジュ・デスク（温泉利用指導者）

場所	ふれあいセンター内
営業時間	9:00 〜 17:00（12:00 〜 13:00 昼休み）
定休日	ふれあいセンターの定休日と同じ
サービス	湯治相談 / 宿泊案内 / 観光案内 / アクセス / イベント企画 / レンタカー / 移住求職相談
電話番号	0162-82-3782
E-mail	vivatoyocon@gmail.com

健康相談室（保健師・看護師）

場所	ふれあいセンター内 時間帯によって相談場所が異なります。
営業時間	月・火・木・金・土 10:00 〜 16:00
定休日	日・水
サービス	健康相談／湯治相談／血圧測定／病院の案内・紹介

※「ふれあいセンター」から徒歩 2 分、2017 年春に新交流施設「湯の杜《もり》ぽっけ（愛称）」がオープン予定です。MAP P.136
観光案内等はこちらが拠点になります。特産品販売、交流スペース、農産加工室等もあります。

※情報は 2016 年 12 月現在のものです。

利用者の声

コンシェルジュ・デスクは情報交換と交流の場

20代　男性

豊富温泉の総合案内所、コンシェルジュ・デスク。温泉生活のあらゆるサポートをしてくれる、湯治の強い味方です。

私がはじめて豊富温泉に行ったのは2010年の夏。コンシェルジュ・デスクに足を運んだ経緯は思い出せませんが、とにかくそこで多くの人に出会ったのを覚えています。年齢や立場は違えど、アトピーや乾癬で苦労してきた経験はみな同じ。それまで自分の病気について深く話せる知人がいなかった私にとっては、その点を分かり合えている前提があるだけで、とても楽な気持ちになることができました。このときに会った人たちとは、今でも交流があります。コンシェルジュ・デスクは、情報交換や交流の場としても大きな役目を担っていると感じます。

その後、何度も温泉を訪れ案内してもらう必要がなくなった今でも、レンタカーを借りたりイベントの情報を聞いたりとお世話になっています。湯治をしていて何か困ったときはもちろん、特に用がなくても、ちょっと時間ができたときにはコンシェルジュ・デスクに足を運んでみると、より充実した湯治ライフを送れること間違いなしです。

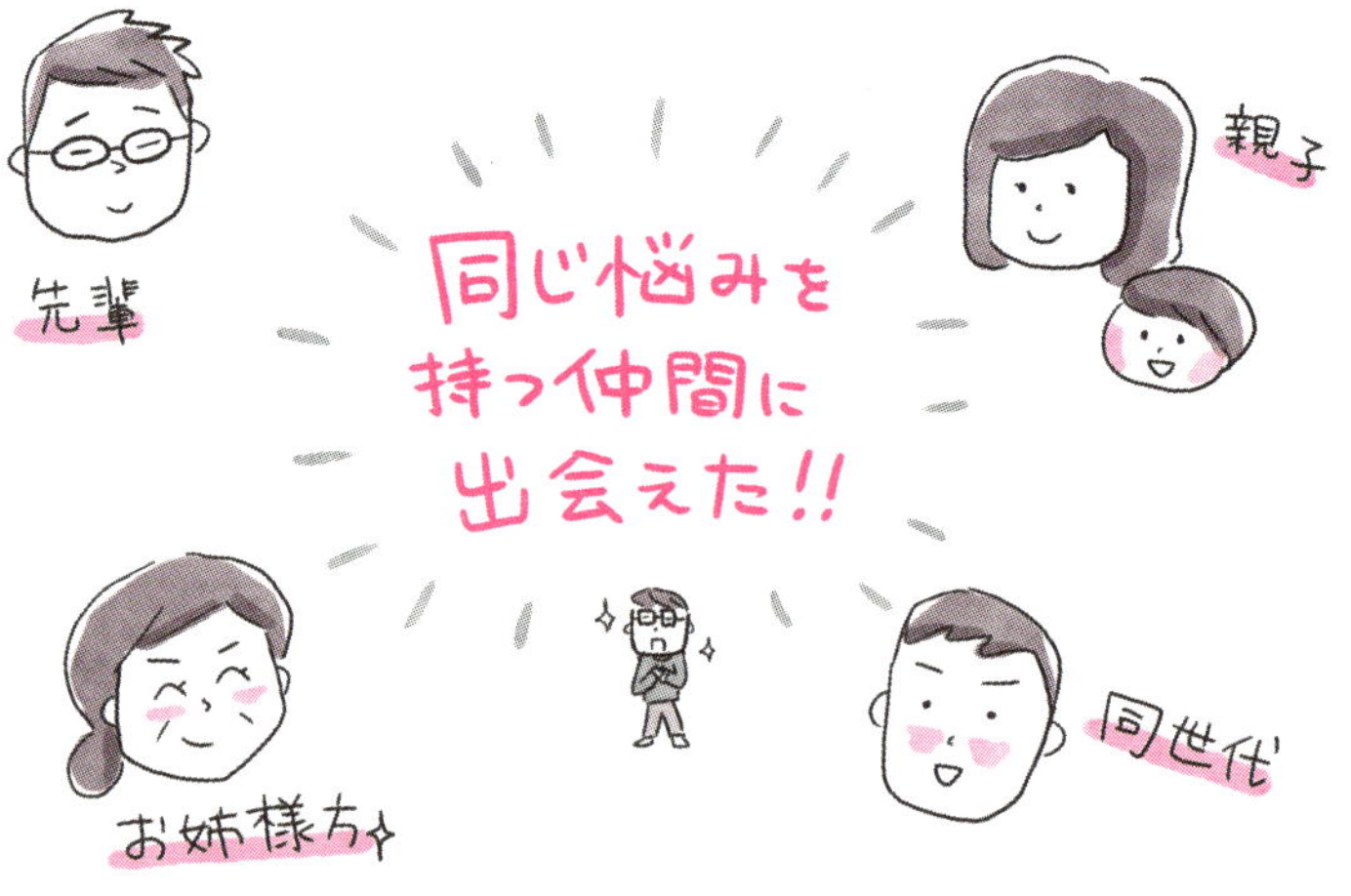
同じ悩みを持つ仲間に出会えた!!
先輩
親子
お姉様方
同世代

利用者の声

体調だけでなく心の元気もケアしてくれる健康相談員

40代　女性

「ふれセン（ふれあいセンターのことをこう呼んでいます）に着いたら、とりあえず健康相談員のところへ行ってみたら」とかかりつけ医に教わって、豊富温泉にたった1人でやってきた私。はじめての湯治……頑張ろうと思ったけど、ちょっと不安。みんなどうしているんだろう？

早速、健康相談員を訪ねました。こんなことまで聞いていいのかなってことにも、なんでも丁寧、親切に答えてくれました。「そっか、まず温泉に入ってみよっ。また困ったら聞きに来たらいいしな」と安心させてくれる存在です。

温泉と宿を往復する何日かで体調が良くなり、散歩に出かけたくなりました。顔見知りになった健康相談員に話をしてみたら「フットパスのコースでおさんぽ会があるの。参加しませんか」とコンシェルジュと連携して案内してくれました。北海道ならではの自然散策も楽しみ、知り合いもつくることができました。1人で頑張らねばという緊張がほぐれ、少し楽しい気分になれたのでした。

ふれセンでは、近隣や地元の方も、入浴の前や後に血圧測定をされています。機械に腕を入れてブ～ンと測れる時代ですが、健康相談員が話しかけながら手動で測ってくれます。そんなやり取りもなんだかとってもいい光景です。

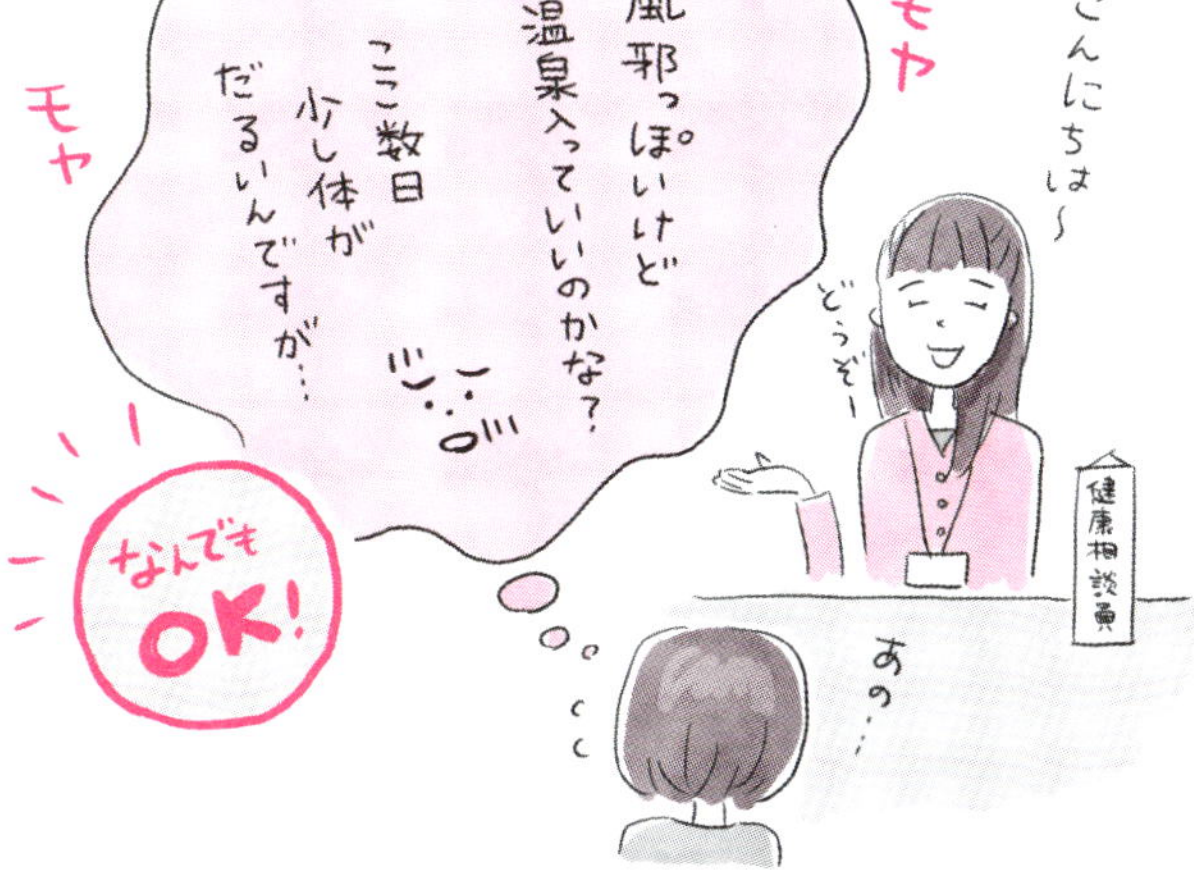
こんにちは～
どうぞ～
モヤ
風邪っぽいけど
温泉入っていいのかな？
ここ数日
少し体が
だるいんですが…
モヤ
なんでもOK！
健康相談員
あの…

豊富マップ

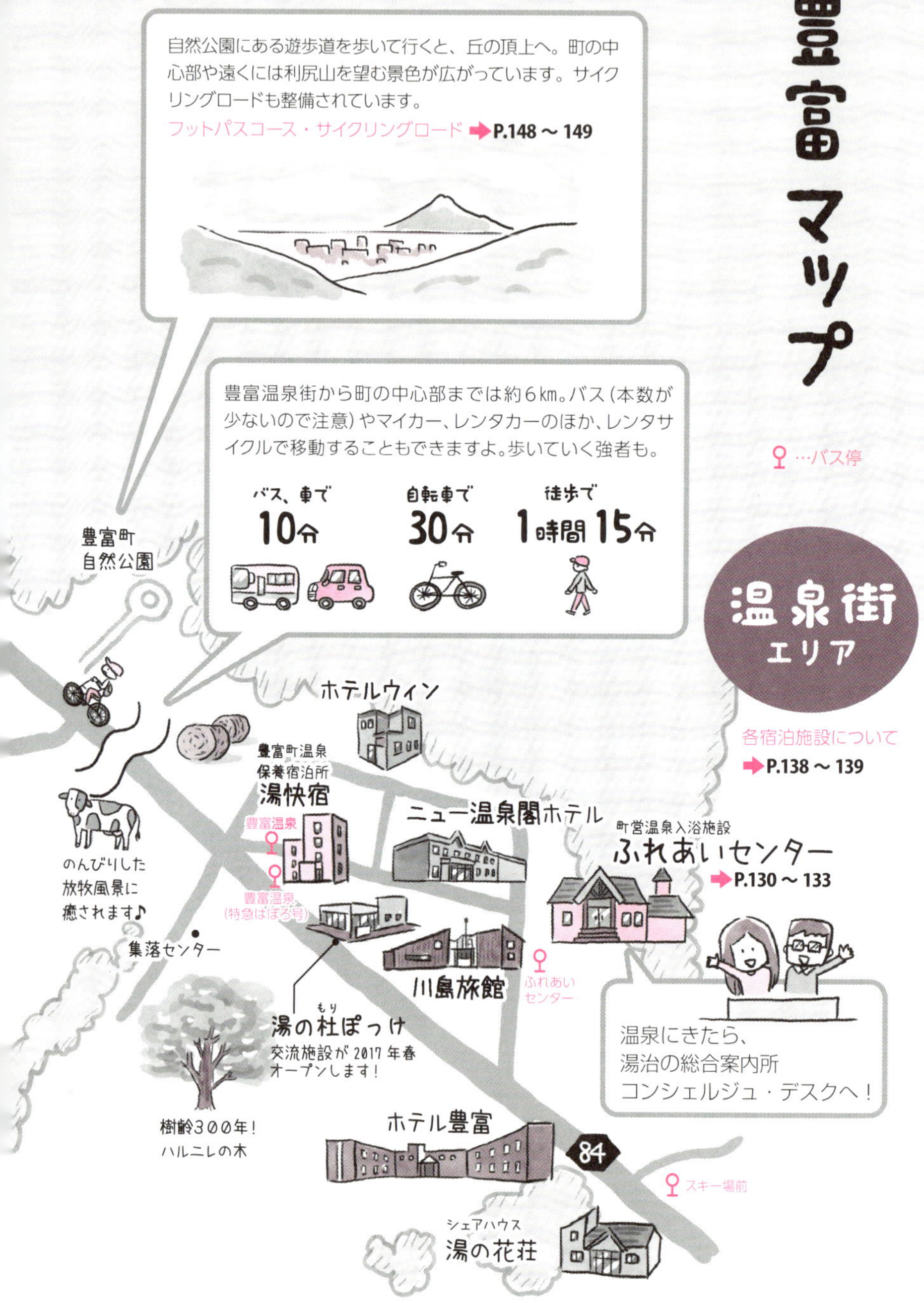

自然公園にある遊歩道を歩いて行くと、丘の頂上へ。町の中心部や遠くには利尻山を望む景色が広がっています。サイクリングロードも整備されています。
フットパスコース・サイクリングロード ➡P.148 ～ 149
豊富温泉街から町の中心部までは約６㎞。バス（本数が少ないので注意）やマイカー、レンタカーのほか、レンタサイクルで移動することもできますよ。歩いていく強者も。
バス、車で 10分
自転車で 30分
徒歩で 1時間 15分
…バス停
温泉街エリア
各宿泊施設について ➡P.138 ～ 139
豊富町自然公園
ホテルウィン
豊富町温泉保養宿泊所 湯快宿
ニュー温泉閣ホテル
町営温泉入浴施設 ふれあいセンター ➡P.130 ～ 133
豊富温泉
豊富温泉（特急はぼろ号）
のんびりした放牧風景に癒されます♪
集落センター
川島旅館
ふれあいセンター
湯の杜《もり》ぽっけ
交流施設が 2017 年春オープンします！
温泉にきたら、湯治の総合案内所コンシェルジュ・デスクへ！
樹齢３００年！ハルニレの木
ホテル豊富
84
スキー場前
湯の花荘《シェアハウス》

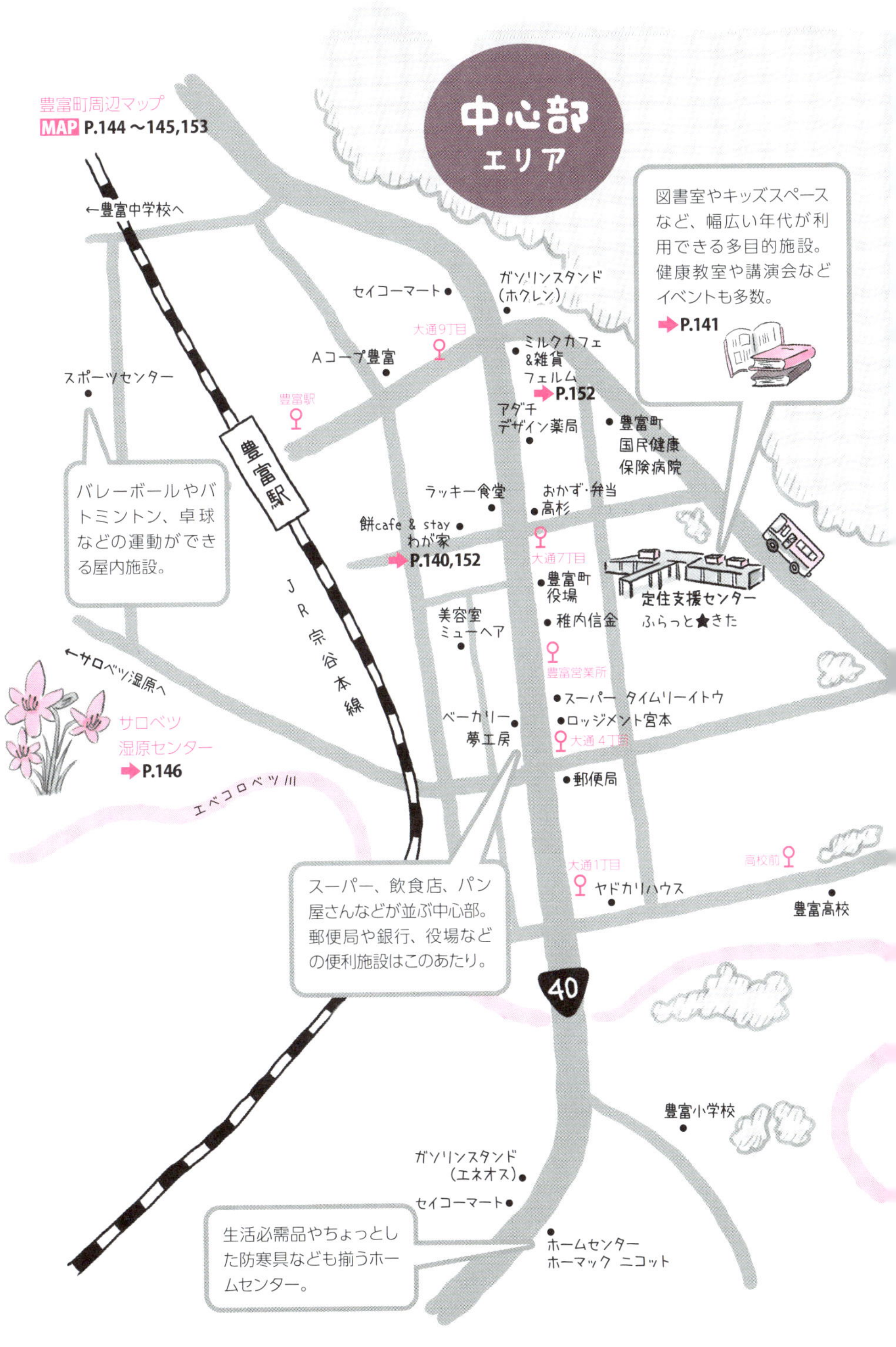

中心部
エリア
豊富町周辺マップ
MAP P.144 ～145,153
←豊富中学校へ
セイコーマート
ガソリンスタンド
（ホクレン）
図書室やキッズスペースなど、幅広い年代が利用できる多目的施設。健康教室や講演会などイベントも多数。
P.141
大通9丁目
Aコープ豊富
ミルクカフェ
&雑貨
フェルム
P.152
スポーツセンター
豊富駅
アダチ
デザイン薬局
豊富町
国民健康
保険病院
豊富駅
バレーボールやバトミントン、卓球などの運動ができる屋内施設。
ラッキー食堂
おかず・弁当
高杉
餅cafe & stay
わが家
P.140,152
大通7丁目
豊富町
役場
定住支援センター
ふらっと★きた
JR宗谷本線
美容室
ミューヘア
稚内信金
←サロベツ湿原へ
豊富営業所
サロベツ
湿原センター
P.146
スーパー タイムリーイトウ
ベーカリー
夢工房
ロッジメント宮本
大通4丁目
郵便局
エベコロベツ川
大通1丁目
高校前
ヤドカリハウス
豊富高校
スーパー、飲食店、パン屋さんなどが並ぶ中心部。郵便局や銀行、役場などの便利施設はこのあたり。
40
豊富小学校
ガソリンスタンド
（エネオス）
セイコーマート
生活必需品やちょっとした防寒具なども揃うホームセンター。
ホームセンター
ホーマック ニコット

湯治におすすめの宿

【豊富温泉街】 MAP P.136

ふれあいセンターから徒歩圏内、湯治中心で過ごされる方におすすめです。

川島旅館 日帰り入浴OK ☎ 0162-82-1248 HP http://kawashimaryokan.co.jp/

2016年リニューアルオープン！　1927年開業の豊富温泉のなかでも歴史ある老舗旅館です。板長自慢の地元食材を活かした料理が人気です。

日帰り入浴　🕒 10:30～22:00（受付／21:30まで）
¥ 大人：800円　子ども：400円　小学生未満：無料　回数券あり
宿泊料金　¥ スタンダード：9,870円～　ビジネス（1-4泊）：8,250円～
連泊・湯治（5泊以上）：6,630円～
設　備　客室数17／大浴場／露天風呂／コインランドリー／お土産ショップ／
キッズコーナー／ブランチ・カフェ／Wi-Fi全館

ニュー温泉閣ホテル 日帰り入浴OK ☎ 0162-82-1243 HP http://new-onsenkaku.com/

スタッフのみなさんのおもてなしのつまったお宿で、「お帰りなさい」と待っていてくれるようなホッとできるお宿です。

日帰り入浴　🕒 11:00～22:00（受付／21:30まで）
¥ 大人：500円　子ども：300円　小学生未満：無料
宿泊料金　¥ 一般：9,000円～　湯治：6,000円～
設　備　客室数27／大浴場／コインランドリー／お土産ショップ／自然食品販売／
レストラン／Wi-Fi（一部有線）

ホテル豊富 日帰り入浴OK ☎ 0162-82-1055 HP http://www.hotel-toyotomi.co.jp/

和室、洋室様々なタイプの部屋があります。ビジネスや観光の拠点に。豊富温泉街で唯一サウナを完備した大浴場があるのが特徴です。

日帰り入浴　🕒 11:00～21:30（受付／21:00まで）
¥ 大人：500円　子ども：250円　小学生未満：無料
宿泊料金　¥ 一般：8,790円～　湯治：6,000円～
設　備　客室数69／全室バストイレ完備／大浴場／サウナ／コインランドリー／
お土産ショップ／Wi-Fi（ロビーの一部）

ホテルウィン ☎ 0162-82-3030 HP http://www16.plala.or.jp/hotel-win/

食事付も自炊も選択できるお宿。体調が落ち着いて来たら自炊に移行することが出来るのでおすすめです。

宿泊料金　¥ 素泊まり：4,700円　2食付：6,500円
ウィークリー(7泊以上)　素泊まり：3,800円　2食付：5,700円
設　備　客室数8／全室キッチン・バス・トイレ完備／コインランドリー／自転車／
Wi-Fi全館

豊富町温泉保養宿泊所 湯快宿 ☎ 0162-82-3900 HP http://yukaijuku.com/

長期滞在におすすめのお宿。食事制限をしている方や食物アレルギーのある方は自炊に便利です。

宿泊料金　¥ 1泊2,500円＋税（10/1～5/31は暖房費：300円／日が追加されます）
設　備　客室数19／全室キッチン・バス・トイレ完備／コインランドリー／自転車／Wi-Fi全館

※料金は湯快宿以外はすべて税込価格です。2016年12月現在

シェアハウス　湯の花荘　☎ 0162-82-3050　HP http://toyotomiyunohanaso.blogspot.jp/

ある程度長期滞在するめどのたっている方におすすめのシェアハウスです。半月、１ヶ月の契約。

宿泊料金　¥ １ヶ月：35,000 円～ 40,000 円（冬季は＋ 2,000 円）
半月：25,000 円～ 28,000 円（冬季＋ 1,000 円）

設備　客室数７／風呂なし／キッチン・トイレ共同／ Wi-Fi 全館

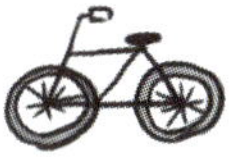

【豊富町中心部】 MAP P.137

スーパー、飲食店、郵便局や銀行などが近くにあるので長期滞在される方に便利です。

ビジネスホテル＆シェアハウス　ヤドカリハウス
☎ 090-7657-9694　〒 天塩郡豊富町豊富東１条２丁目　HP http://yadokari.house/

温泉街からは６ｋｍほどの距離に位置しているシェアハウス。宿専用の車がありシェアできます。

宿泊料金　¥ ビジネスプラン：１名１室 4,200 円、２名１室 7,900 円
シェアプラン（３泊～）：１名１室 3,700 円、２名１室 6,900 円

設　備　客室数 12 ／キッチン・バス・トイレ・洗面所共同／コインランドリー／専用カー／自転車／ Wi-Fi 全室

ロッジメント宮本　☎ 0162-82-1652　〒 天塩郡豊富町大通４丁目　HP http://yumiyamoto.com/

平日は朝晩食事付。温泉まで送迎もしています。

宿泊料金　¥ １ヶ月：65,000 円（２食付）日割り可能、別途光熱費自己負担
設　備　部屋数７／全室キッチン・バス・トイレ完備／ Wi-Fi 全室（有料）

stay わが家　☎ 0162-82-2923　〒 天塩郡豊富町３条通　HP http://tsunagu8wagaya.jimdo.com/

豊富温泉での長期湯治滞在の方のプチ移住を目的としたアトピーの女性限定の共同自炊施設です。

宿泊料金　¥ 家賃１か月 30,000 円（光熱費等込、共益費別途）　※契約期間は半月～６ヶ月
設　備　部屋数４／キッチン・バス・トイレ・洗面所・洗濯機共同／ Wi-Fi 全室

〈お得情報〉
「ふるさと納税」で「宿泊助成券」をゲット

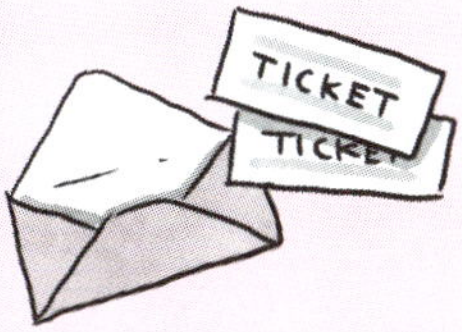

ふるさと納税で豊富町に 10,000 円以上の寄付をすると、「豊富温泉宿泊助成券」をお礼の特産品として選ぶことができます。これは豊富町サロベツドリームスタンプ会発行の商品券で、豊富温泉の主な宿（川島旅館、ニュー温泉閣ホテル、ホテル豊富、ホテルウィン）で利用できます。また町内のスーパーやガソリンスタンドなど、多くのお店（サロベツドリームスタンプ会加盟店）でもお使いいただけます。ふるさと納税は、「ふるさとチョイス」（http://www.furusato-tax.jp/）というサイトからのお申込みが簡単です。

親子で湯治の強い味方！

豊富温泉には、親子湯治の方もよく訪れますが、滞在中、子どもが湯治に飽きてしまって、「どこか遊びに連れてってよ～！」という姿をよく見かけます。そんなときにおすすめ、豊富町内の親子で出かけやすいスポットを2ヶ所ご案内します。

餅 cafe わが家

豊富町の市街地、町の中心部に「餅 cafe わが家」はあります。第1章で体験談を書いている堂脇さとみさんがオーナーのお店です。（⬇体験談65ページ）

名前の通り、名物は「お餅」。そして、「ありが豆（とう）料理」と銘打って、豆を使ったアイディア料理がいろいろあります。

味もさることながら、町内の子連れママがよく集まる場所です。湯治客と町民の出会いの場ともなっていて、「ママたちの情報共有の場」として、いつも賑わっていますよ。店内には、おもちゃのある座布団席があり、キッズコーナーとして人気です。トイレにはおむつ交換台もあって、細やかな気配りが嬉しいです。

コンシェルジュ・デスクには、「今日は餅 cafe わが家やってますか？」と聞きに来る方もいたりします。親子に限らず、湯治客に人気のお店です。

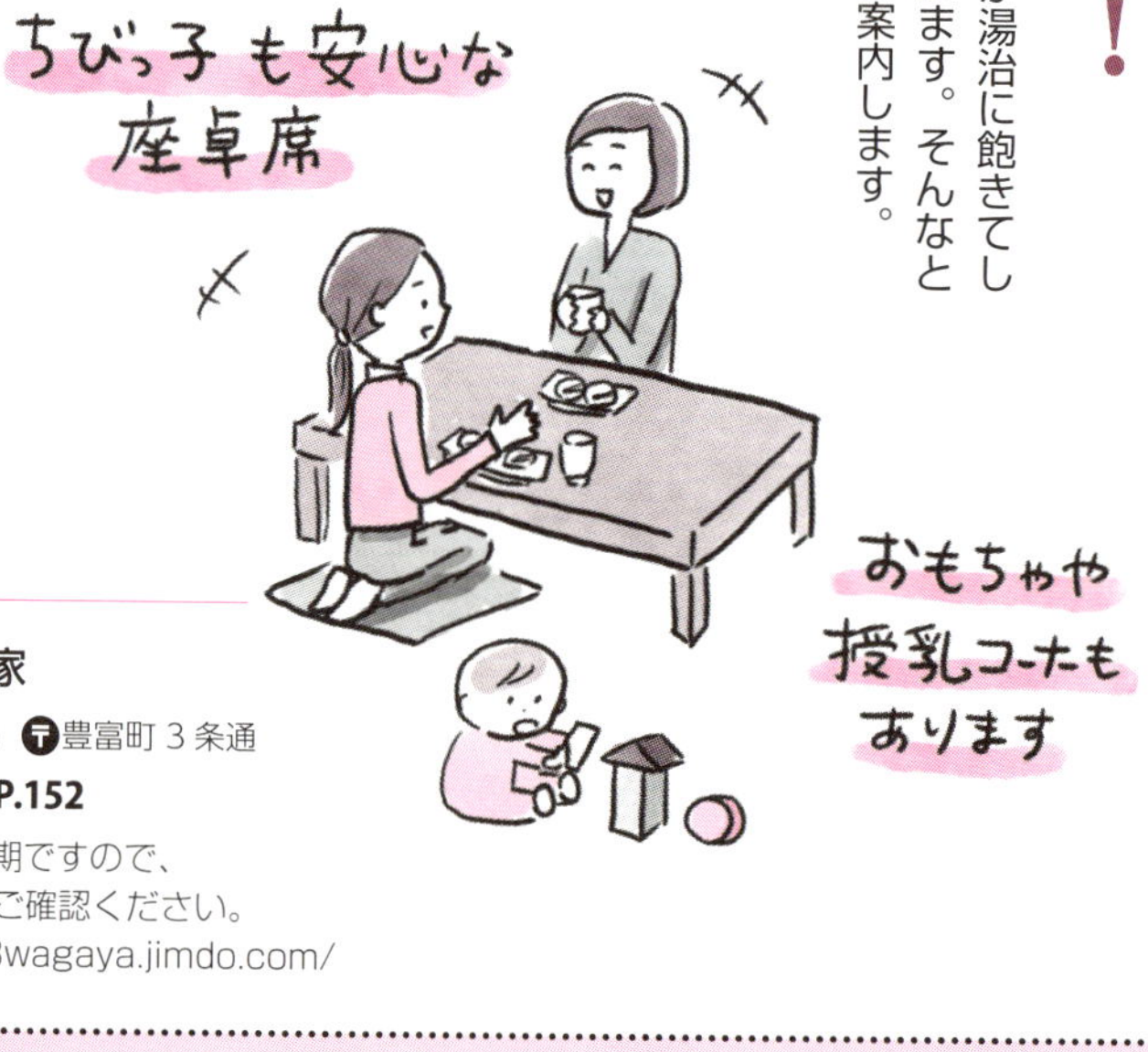
ちびっ子も安心な
座卓席
おもちゃや
授乳コーナーも
あります

DATA

餅 cafe わが家

☎0162-82-2923 〒豊富町 3 条通

MAP P.137, ➡P.152

※営業日時は不定期ですので、
電話またはHPでご確認ください。
http://tsunagu8wagaya.jimdo.com/

定住支援センター「ふらっと★きた」のキッズスペース

「餅 cafe わが家」から歩いて約5分、豊富町の中心地にある定住支援センター「ふらっと★きた」に誰でも無料で利用できるキッズスペースがあります。

「木のボールプール」や大型のすべり台など、楽しい遊具が揃っています。すべて屋内なので、季節や天気に関係なく、子どもが思いっきり体を動かして遊べます。

また館内には図書室もあって、絵本コーナーも充実しています。親子で絵本の読み聞かせなんていうのもいいですね。湯治の方は町民でなくても、本を借りることもできます。

湯治に疲れたら気分転換を！　温泉から町の中心部まではバスも出ていますので、ぜひ親子で行ってみてください。

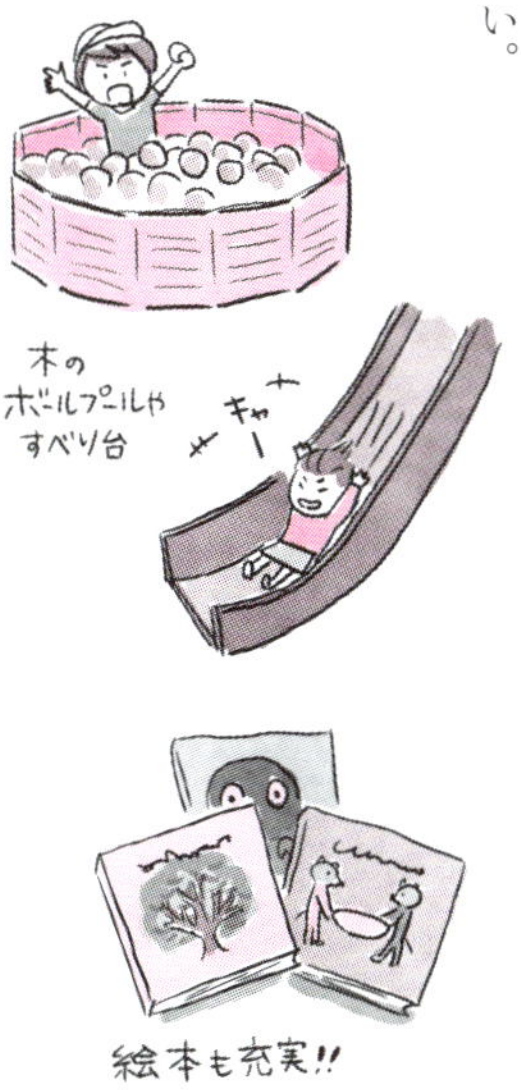
木のボールプールやすべり台
キャー
絵本も充実!!

DATA

豊富町定住支援センター「ふらっと★きた」

☎0162-82-2211　〒豊富町東１条６丁目　MAP P.137

開館時間：9:00 ～ 21:00（日曜は 18:00 まで）、
休館：12 月 31 日～1 月 5 日、入館料：無料

「ふらっと★きた」は、図書室・多目的ホール・学童保育・保健センターが一体となったコミュニティ施設です。地場産トドマツを活用した開放的な大きな空間のなか、ゆったり過ごせます。

【図書室】アトピー関連本も含め多くの本が並び、町民の方でなくても利用できます。館内では Wi-Fi の利用が可能です。
【多目的ホール】コンサートなどのイベントが開催されます。使用していない時は自由開放されているので、子どもが走り回っても大丈夫。
【カラオケルーム】グループで部屋を借りれば格安でカラオケを楽しめます。通信カラオケなので曲数も豊富。防音設備が整っているので、ギターなど楽器の練習にも利用できます。
【屋内公園・小体育館】木のボールプールや木のすべり台などがある屋内公園や元気に走り回れる小体育館で、子どもが元気に遊べるようになっています。
貸し調理室・会議室もあり、イベントや会議に利用できます（使用料がかかるものもあります）。

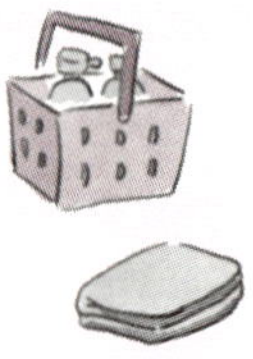

服装＆持ち物はどうする？

「湯治ってどんな物を持っていったらいいの？」「北海道、しかも最北端の温泉郷って寒いの？」そんな疑問におこたえして、温泉スタッフが「季節別おすすめの服装＆持ち物リスト」を作りました。豊富町の気候や、湯治ならではの持ち物もチェックしておきましょう。

こんな服装がおすすめ！

豊富温泉のある北海道豊富町は稚内市の南に位置し、年間を通して涼しい気候です。滞在する季節に合わせてご準備ください。

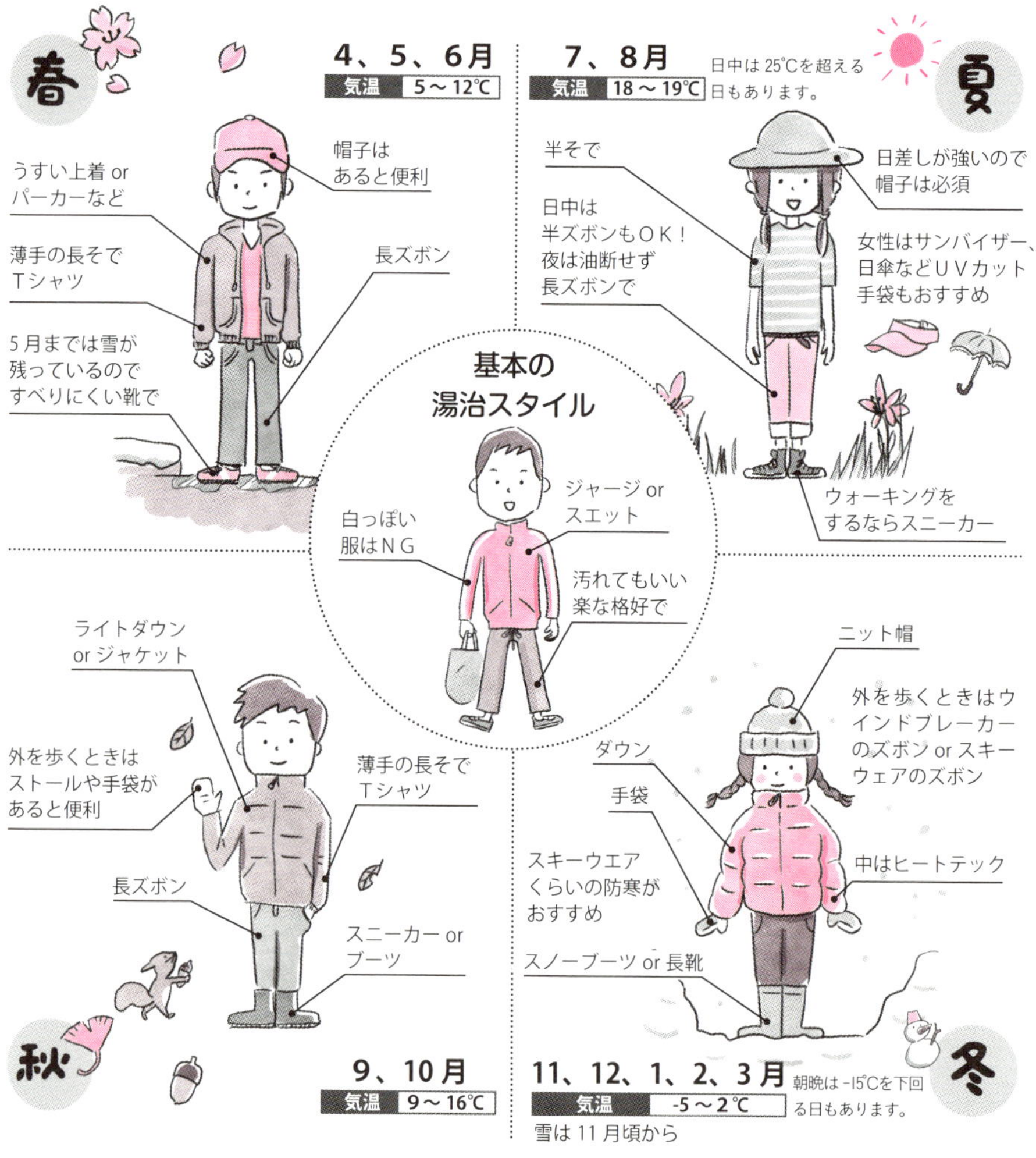

※各季節の気温は、気象庁 2015 年データの「平均気温」を記したものです。

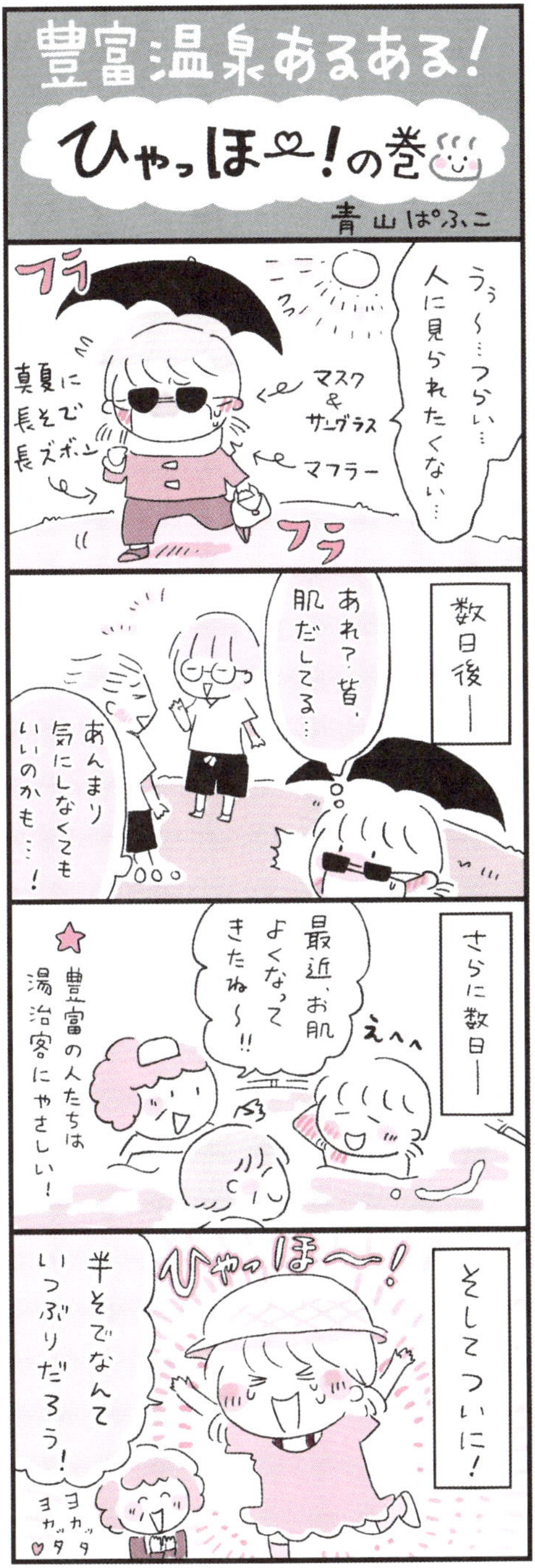
豊富温泉あるある！
ひゃっほ〜！の巻
青山ぽふこ
フラ
真夏に長そで長ズボン
マスク&サングラス
マフラー
うぅ〜…つらい…人に見られたくない…
フラ
数日後——
あれ？皆、肌だしてる…
あんまり気にしなくてもいいのかも…！
さらに数日——
最近、お肌よくなってきたね〜!!
えへへ
★豊富の人たちは湯治客にやさしい！
そしてついに！
ひゃっほ〜！
半そでなんていつぶりだろう！
ヨカッタ ヨカッタ

主に必要なもの

- □ バスタオル・フェイスタオル
  宿によっては備え付けのものがあります。
- □ 洗面用具
  いつも使っているシャンプー、リンス、ボディソープ、石けん、歯ブラシ
- □ 衣類
  油の臭いや色がついても良いものを！
- □ 洗濯用洗剤
  いつも使っているもの。長期滞在時にコインランドリーで使います。
- □ 運転免許証
  レンタカーを借りる際に必要です。
- □ キャッシュカード
  温泉街にはATMがなく現金を下ろせないので注意！
- □ 携帯電話、電子機器の充電器
- □ 現金　□ 健康保険証
- □ 常備薬　□ お薬手帳

あると便利なもの

- □ 洗濯ばさみ付きの物干し
- □ 爪切り
- □ 暇つぶしグッズ
  趣味のグッズ、ノートパソコン、本、漫画、ゲームなど

場合によって

- □男性…髭剃り、シェーバー
  簡易的な髭剃りは各宿泊施設にあります。
- □女性…生理用品、髪の毛をとめるもの
- □子ども連れ…オムツ、粉ミルク
- □冬の場合…雪道用長靴、防寒用衣服
- □自炊施設に宿泊…ゴム手袋、調味料、食材

自炊するなら

食材にこだわりがあるなら、事前に宿泊施設へ送るのがベスト。スーパーは温泉街から約6㎞の豊富町中心部に数軒あります。また豊富温泉には小さな自然食品販売コーナーもあります。一度のぞいてみてください。

MAP P.136~137

湯治で元気になったら行きたいおすすめスポット

宗谷の大自然を感じよう！

何日か湯治を続け元気になってきたら、気分転換しませんか？

レンタカーで遠出するもよし、自転車や歩きで運動するもよし。

宗谷の大自然を満喫しながら、グルメを堪能——心と体にたっぷり栄養をあげてください。

1 宗谷岬

豊富まで来たら、もう少し足を伸ばして日本最北端へ。一度は行っておきたい定番の観光スポットです。

2 宗谷丘陵

氷河時代に形成された雄大な丘陵地帯。夏季はホタテの貝殻が敷かれた白い道を歩くのがおすすめです。

3 大沼バードハウス

大沼に面したログハウスづくりの展望休憩施設。白鳥をはじめ大沼に飛来するたくさんの水鳥を観察できます。

4 宗谷ふれあい公園

大沼の北岸にある一大アウトドアゾーン。オートキャンプ、自然散策、パークゴルフなどを満喫できます。

15 クッチャロ湖

ラムサール条約指定地の豊かな自然景観。春秋は数千羽のハクチョウが観察できます。水鳥観察館が湖畔にあります。

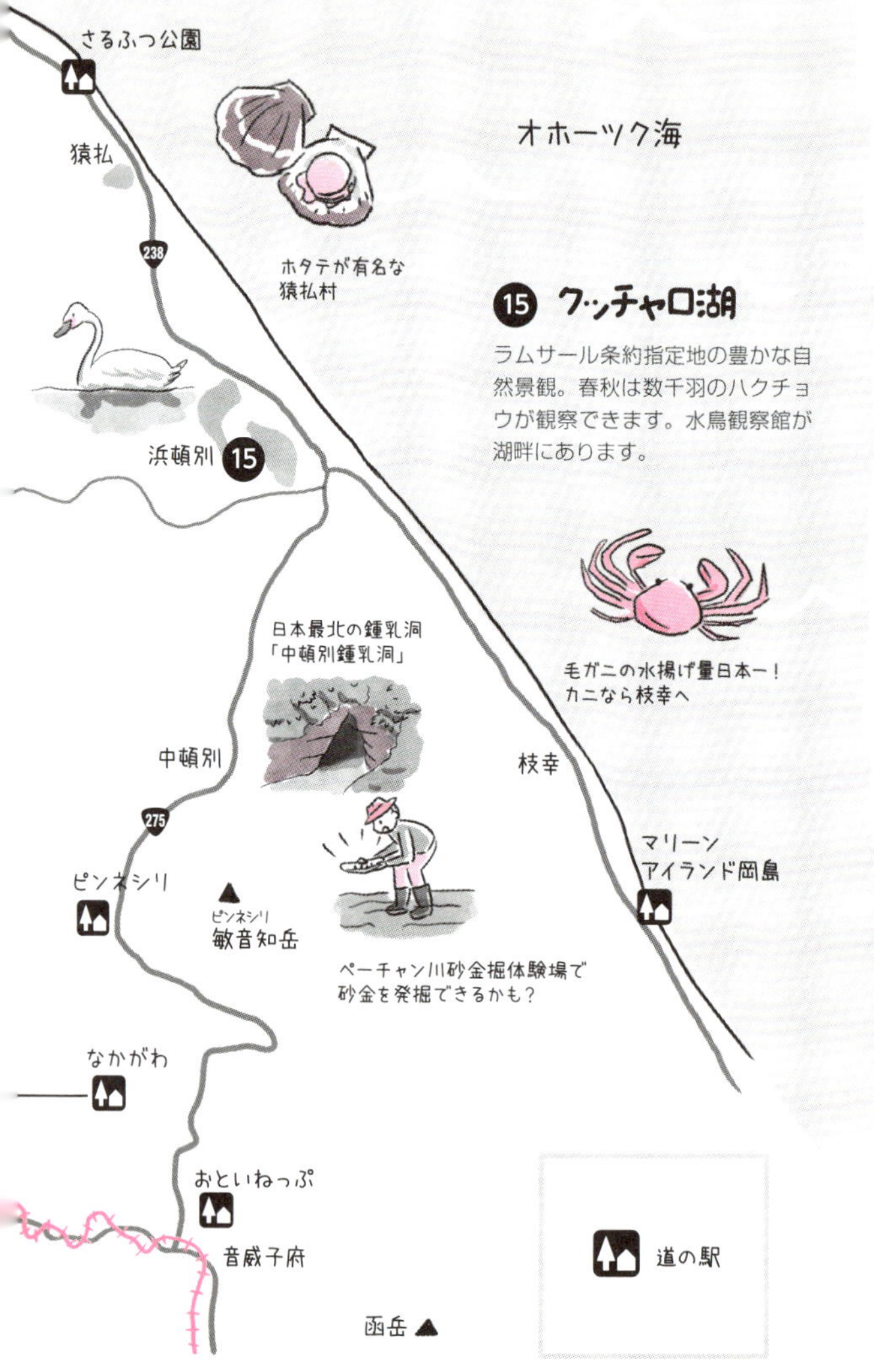

❺ ノシャップ岬

夕日の美しい景勝地として知られ利尻・礼文島も一望できます。岬周辺にはノシャップ寒流水族館等の見所も。

❻ 利尻島・礼文島

➡P.146

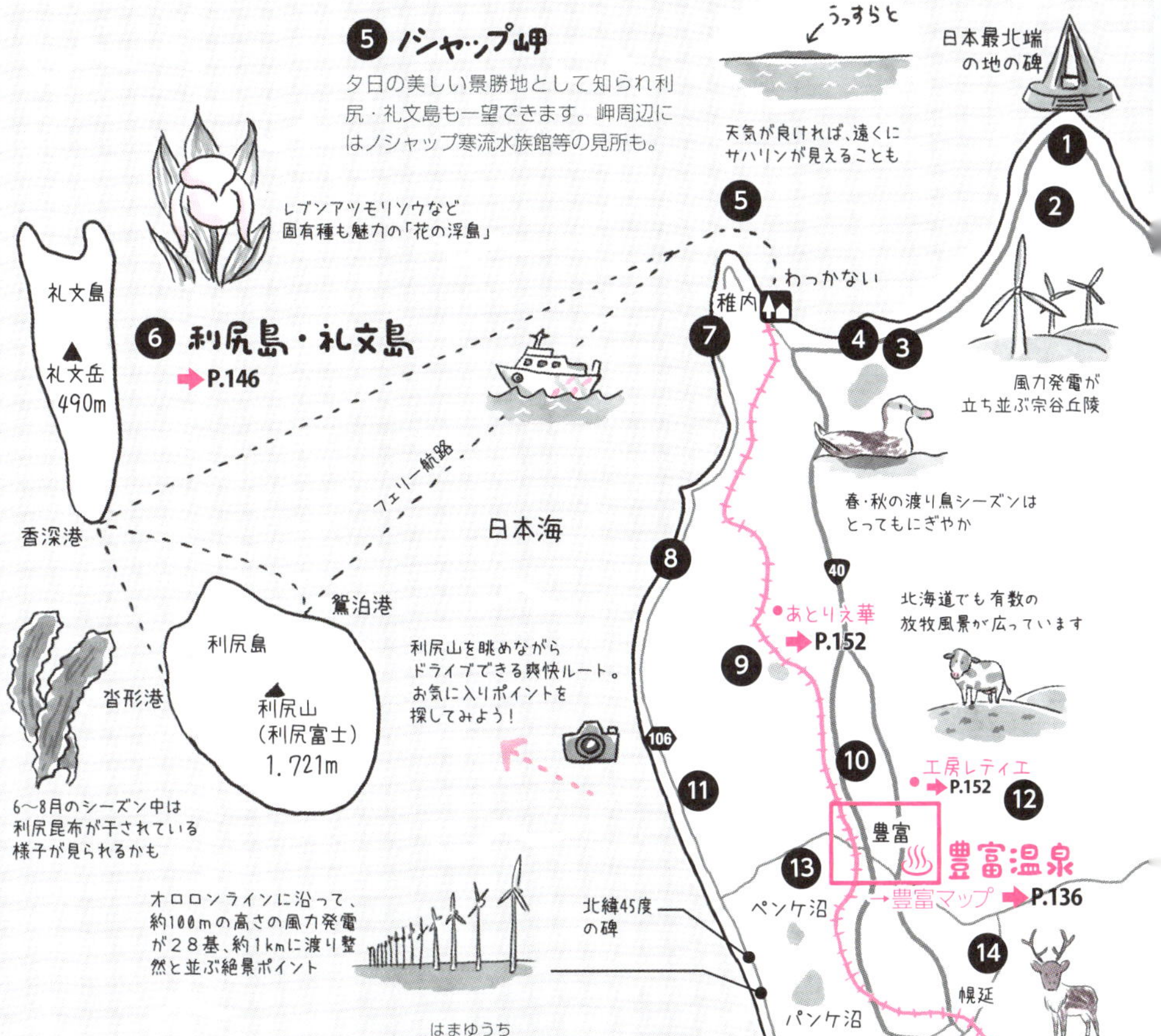

❼ 夕日が丘パーキング

利尻島、礼文島のビューポイント、そして夕日の名所として有名です。ドライブ途中の休憩場所としても最適です。

❽ 浜勇知《はまゆうち》展望休憩施設（こうほねの家）

利尻礼文サロベツ国立公園内唯一の休憩施設。屋上は絶好のビューポイントです。初夏から夏にかけては原生花が咲き誇ります。

❾ 兜《かぶと》沼公園

周囲 7km の沼の周りは森林に囲まれ散策が楽しめます。兜沼周辺は多くの水鳥の飛来地としても知られています。

❿ 宮の台展望台

豊富市街地から北に約 6km の小高い山の上にある展望台。眼下に広がる利尻山とサロベツ原野の眺めは壮観です。

⓫ オロロンライン（道道 106 号線）

ライダー憧れの海沿いの一本道。日本海と利尻富士、サロベツ原野の絶景を眺めながらのドライブは爽快！

⓬ 大規模草地《おおきぼそうち》牧場

総面積 1500ha（東京ドーム約 320 個分）に、夏季は約 1500 頭の乳牛が放牧される雄大な景色が広がっています。

⓭ サロベツ湿原センター

高層湿原として日本一の面積を誇るサロベツ湿原は野鳥の楽園、貴重な動植物の宝庫です。湿原の入口に建つ案内施設。➡P.146

⓮ トナカイ牧場

本場フィンランドからやってきたトナカイに出会えます。安心生産農園の合鴨や野菜を使ったレストランも人気です。

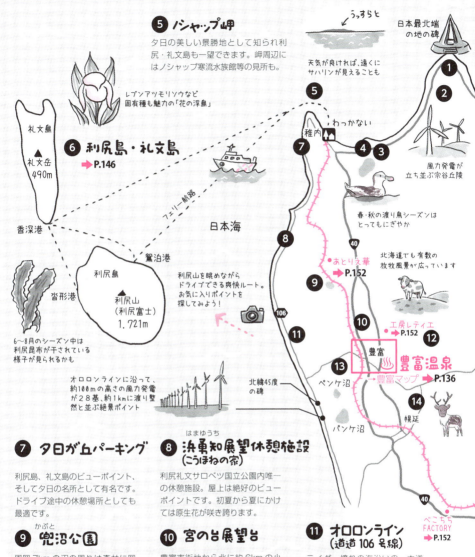

サロベツ湿原に行ってみよう

北海道北部、豊富町・幌延《ほろのべ》町にまたがるサロベツ湿原は、日本一の面積を誇る高層湿原。地平線まで湿原が広がる雄大な眺めは、他の場所ではなかなか見ることのできない景色です。国立公園に指定され、ラムサール条約にも登録されるなど、野鳥たちの楽園であり、貴重な動植物の宝庫です。

サロベツ湿原センターは、広大な湿原の玄関口に建ち、様々なことを知ることができる施設です。館内には、湿原の成り立ちや生息する動物や花々、地域の人々の暮らしや産業、かつて行われていた泥炭採掘の歴史などについての写真やパネル、映像資料などがあります。

湿原をめぐる1周1Kmの木道は、車椅子でも安心して利用できるバリアフリー対応です。途中、テラスやベンチで一休みし、湿原の広大な景色や可憐な花々をお楽しみください。館内の自然情報ボードでは、今咲いている花についてなど、最新の自然情報をお知らせしています。

湿原センターを管理している認定NPO法人「サロベツ・エコ・ネットワーク」による各種ガイドツアー（有料・要申し込み）も行われています。

湿原センターの隣には、食事や休憩ができるレストハウスも併設されています。

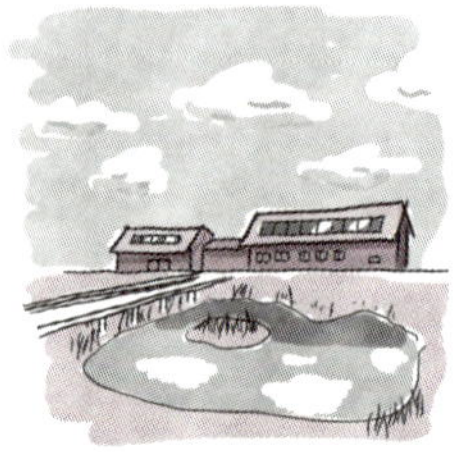

サロベツ湿原センター

☎0162-82-3232
〒豊富町字上サロベツ 8662
HP http://www.sarobetsu.or.jp/center/
営業期間・営業時間
5月〜10月　9:00〜17:00　休館:なし
※6・7月は、8:30〜17:30
11月〜4月　10:00〜16:00　休館:月曜
¥ 入館料:無料

MAP P.145-❸

サロベツで出会える鳥たち

ツメナガセキレイ、オオジシギ、ノビタキ、
チュウヒ、オジロワシ、
コハクチョウ、オオヒシクイ　等

足をのばして利尻島・礼文島へ

入浴がメインとなる湯治生活なので、長い時間お出かけするのはむずかしいと思いますが、元気になって時間に少し余裕があったら、ぜひおすすめしたいのが利尻島と礼文島への小旅行です。豊富町の北西、日本海に浮かぶ2つの島は案外近く、稚内から約2時間で渡れます。

トレッキングや花を目あてに行かれる方には6〜8月が、エゾバフンウニが目あての方は7〜8月がおすすめです。

各島への直行便を利用して1島をじっくり観光するもよし、どちらかの島で1泊して2島を1泊2日でまわるのもよいですが、2島を1日でまわる「弾丸日帰りコース」をご提案してみました。湯治期間の終わりに島めぐりの計画を立ててみてはいかがでしょうか。

フェリーでの移動時間

- 稚内〜利尻島　約1時間40分〜50分（52km）
- 稚内〜礼文島　約1時間55分〜2時間5分（59km）

豊富温泉発　弾丸日帰りコース（夏期）

出発の前日までに豊富温泉でレンタカーを借りる
朝一で豊富温泉を出発
↓ 約50分
レンタカーは稚内のフェリーターミナルに駐車
始発のフェリーで礼文島に移動
↓ 約2時間
フェリーターミナルから島内をめぐる観光バスに乗る
↓ 約3時間
午後1番のフェリーで利尻島に移動
↓ 約45分
フェリーターミナルから島内をめぐる観光バスに乗る
↓ 約2時間半
最終フェリーで稚内へ
↓ 約2時間
レンタカーで豊富温泉まで
↓ 約50分
豊富温泉到着
次の日の朝一でレンタカーを返却

※冬期はフェリーが減便となりますのでご注意ください。

MAP P.145-❶

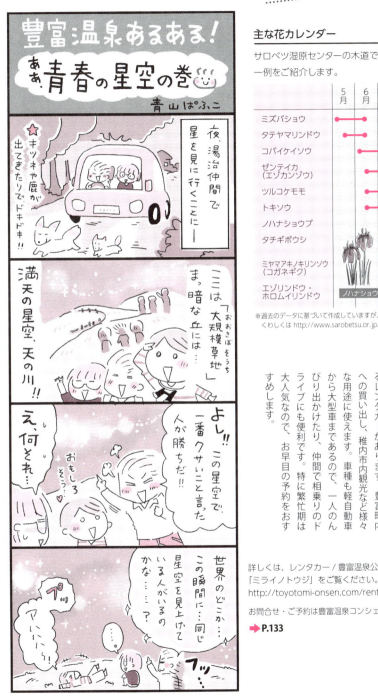

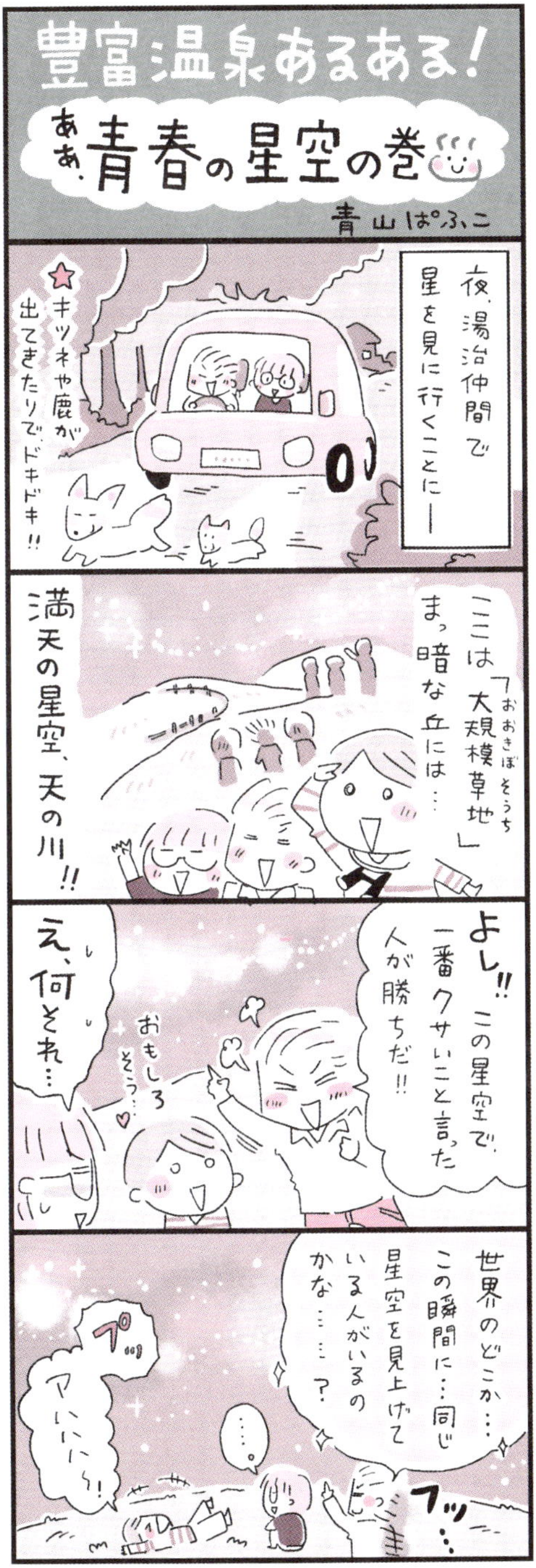

豊富温泉あるある！
ああ、青春の星空の巻
青山ぱふこ
夜、湯治仲間で星を見に行くことに――
キツネや鹿が出てきたりでドキドキ!!
ここはまっ暗な丘には…「大規模草地《おおきぼそうち》」
満天の星空、天の川!!
よし!! この星空で、一番クサいこと言った人が勝ちだ!!
え、何それ…
おもしろそう…
世界のどこか…この瞬間に…同じ星空を見上げている人がいるのかな……?
……。
プ
アハハハ!
フッ…

主な花カレンダー

サロベツ湿原センターの木道で見られる花の一例をご紹介します。

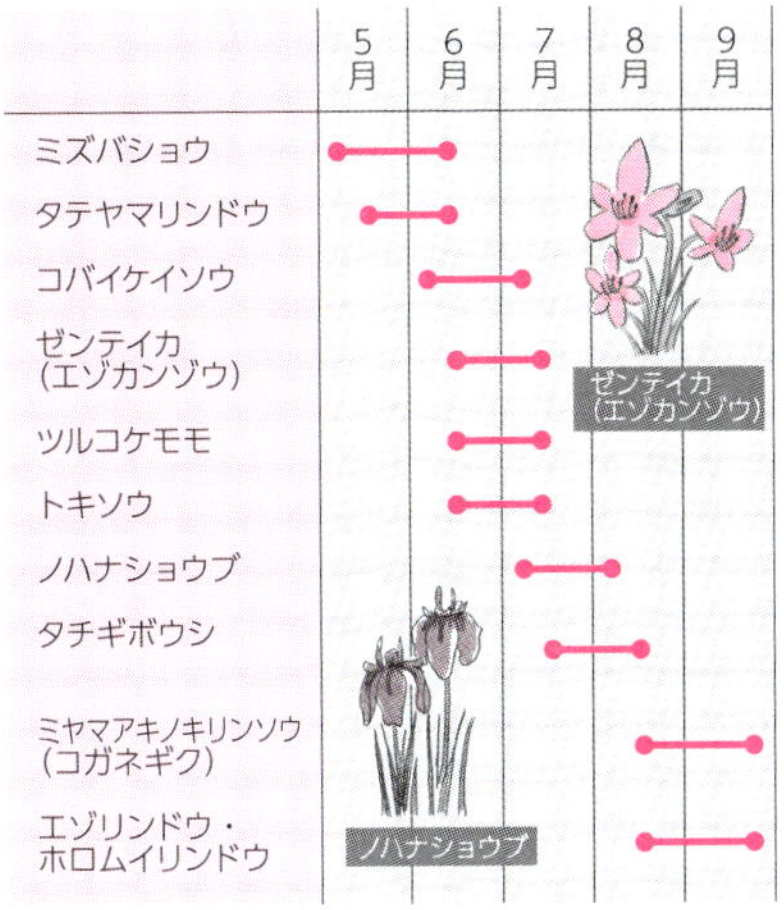

※過去のデータに基づいて作成していますが、年により多少前後します。
くわしくは http://www.sarobetsu.or.jp/center/

レンタカーで宗谷をドライブ

豊富温泉には短時間から利用できるレンタカーがあります。豊富町内への買い出し、稚内市内観光など様々な用途に使えます。車種も軽自動車から大型車まであるので、一人のんびり出かけたり、仲間で相乗りのドライブにも便利です。特に繁忙期は大人気なので、お早目の予約をおすすめします。

詳しくは、レンタカー / 豊富温泉公式ウェブサイト「ミライノトウジ」をご覧ください。
http://toyotomi-onsen.com/rental

お問合せ・ご予約は豊富温泉コンシェルジュ・デスクまで
➡P.133

「とよとみフットパス」を歩いてみよう

「フットパス」とは、イギリスで発祥した「歩くことを楽しむための小径《こみち》」のこと。近年、日本各地にコースが整備されていますが、自然に囲まれた北海道には200を超えるコースがあります。もちろん、豊富町にもフットパスコースがあるんです。

豊富町の市街地と温泉街をつなぐ約6・5Kmの「温泉ロングコース」と、温泉街周辺をぶらりと1周お散歩できる約2・7Kmの「温泉ショートコース」。少し歩くだけでも、いろんな「北海道らしさ」を発見することが出来ます。

豊富町は総人口約4千人に対して乳牛の数はその4倍、なんと約1万6千頭を数える酪農の町。温泉街を少し離れたら、周りには牧場が広がっています。時には放牧された牛が道路を横断する場面に出くわすことも。何十頭もの牛がぞろぞろと目の前を歩いて行く姿は、まさに衝撃的です。また北海道を代表する野生動物のキタキツネが、飛び出してくることも度々。他にもとてもキュートな野生動物エゾクロテンやエゾユキウサギ、野鳥ならアカゲラやシマエナガ、オオジシギに会えるかも！

体調がよくなったらぜひ一度、「とよとみフットパス」を歩いてみませんか。四季折々の楽しみがありますが、特に梅雨や猛暑のない北海道の6〜9月はウォーキングに最適の季節です。

とよとみフットパスHP
http://toyotomi-footpath.com

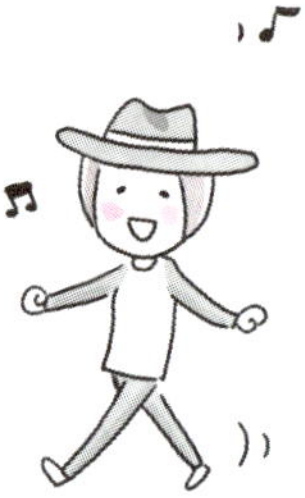

自転車を借りてサイクリング

あまり知られていませんが、実は豊富町は「自転車健康都市宣言の町」。自然公園には「サイクリングロード」が整備されていて、いつでも通ることが出来るんです！　温泉から豊富駅までは約8Km。自転車で行くと30分程。自転車は温泉街で貸し出しているので、仲良くなった友達を誘ってサイクリングに出かけてみてはいかがでしょう。天気が良い日には、利尻富士も見えて、とってもきれいですよ！

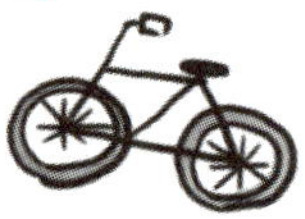

雪の時期にはスノーシューやスキーで散策

冬の北海道は雪で真っ白。そんな雪の中を探検するのも楽しみのひとつ。「歩くスキー」や「スノーシュー（西洋かんじき）」を使えば、雪のなかだってスイスイ。豊富町観光協会や認定NPO法人「サロベツ・エコ・ネットワーク」では、体験イベントやガイドツアーを実施しているので、湯治に来た際には参加してみるのも良いかも。

※スノーシューはコンシェルジュ・デスクとサロベツ湿原センターで貸し出しています。

（➡133・146ページ）

豊富町観光協会公式HP
http://toyotomi-kanko.net/

認定NPO法人
サロベツ・エコ・ネットワークHP
http://sarobetsu.or.jp/

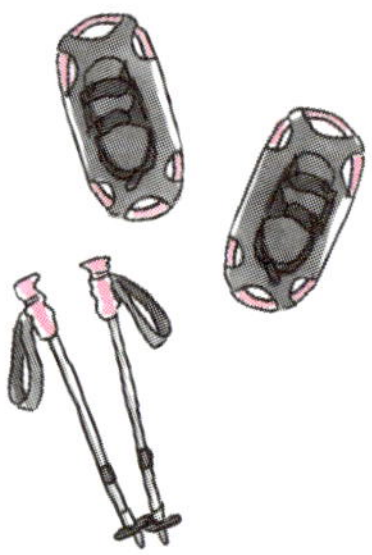

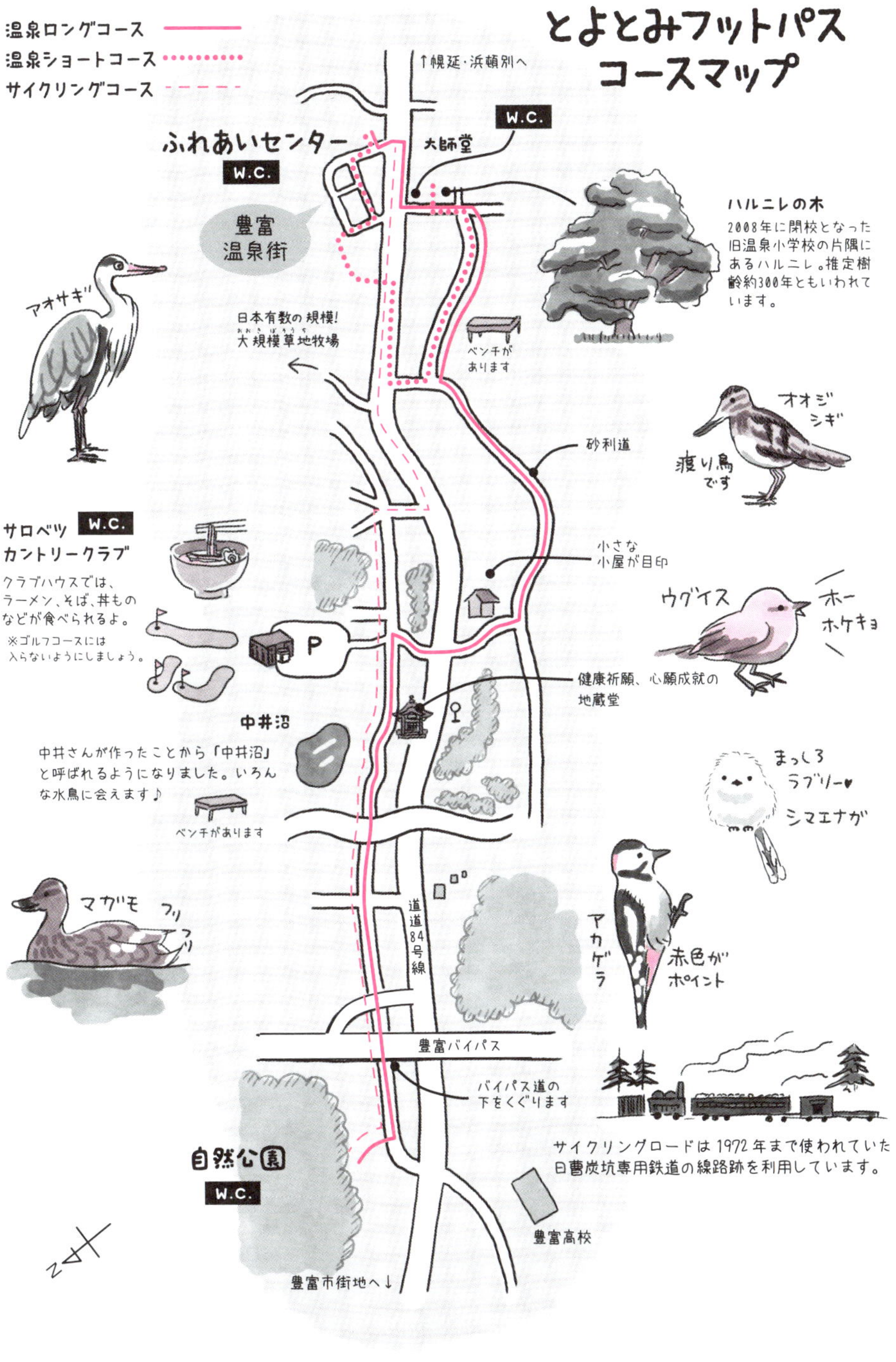
温泉ロングコース
温泉ショートコース
サイクリングコース
とよとみフットパス
コースマップ
↑幌延・浜頓別へ
W.C.
大師堂
ふれあいセンター
W.C.
豊富
温泉街
ハルニレの木
2008年に閉校となった旧温泉小学校の片隅にあるハルニレ。推定樹齢約300年ともいわれています。
アオサギ
日本有数の規模!
大規模草地《おおきぼそうち》牧場
ベンチがあります
オオジシギ
渡り鳥です
砂利道
サロベツ
W.C.
カントリークラブ
クラブハウスでは、ラーメン、そば、丼ものなどが食べられるよ。
※ゴルフコースには入らないようにしましょう。
P
小さな小屋が目印
ウグイス
ホーホケキョ
健康祈願、心願成就の地蔵堂
中井沼
中井さんが作ったことから「中井沼」と呼ばれるようになりました。いろんな水鳥に会えます♪
ベンチがあります
まっしろ
ラブリー♥
シマエナガ
マガモ
フリフリ
道道84号線
アカゲラ
赤色がポイント
豊富バイパス
バイパス道の下をくぐります
サイクリングロードは1972年まで使われていた日曹炭坑専用鉄道の線路跡を利用しています。
自然公園
W.C.
豊富高校
豊富市街地へ↓

湯治で元気になったら行きたいおすすめスポット

宗谷のグルメを極める！

やっぱり海鮮！

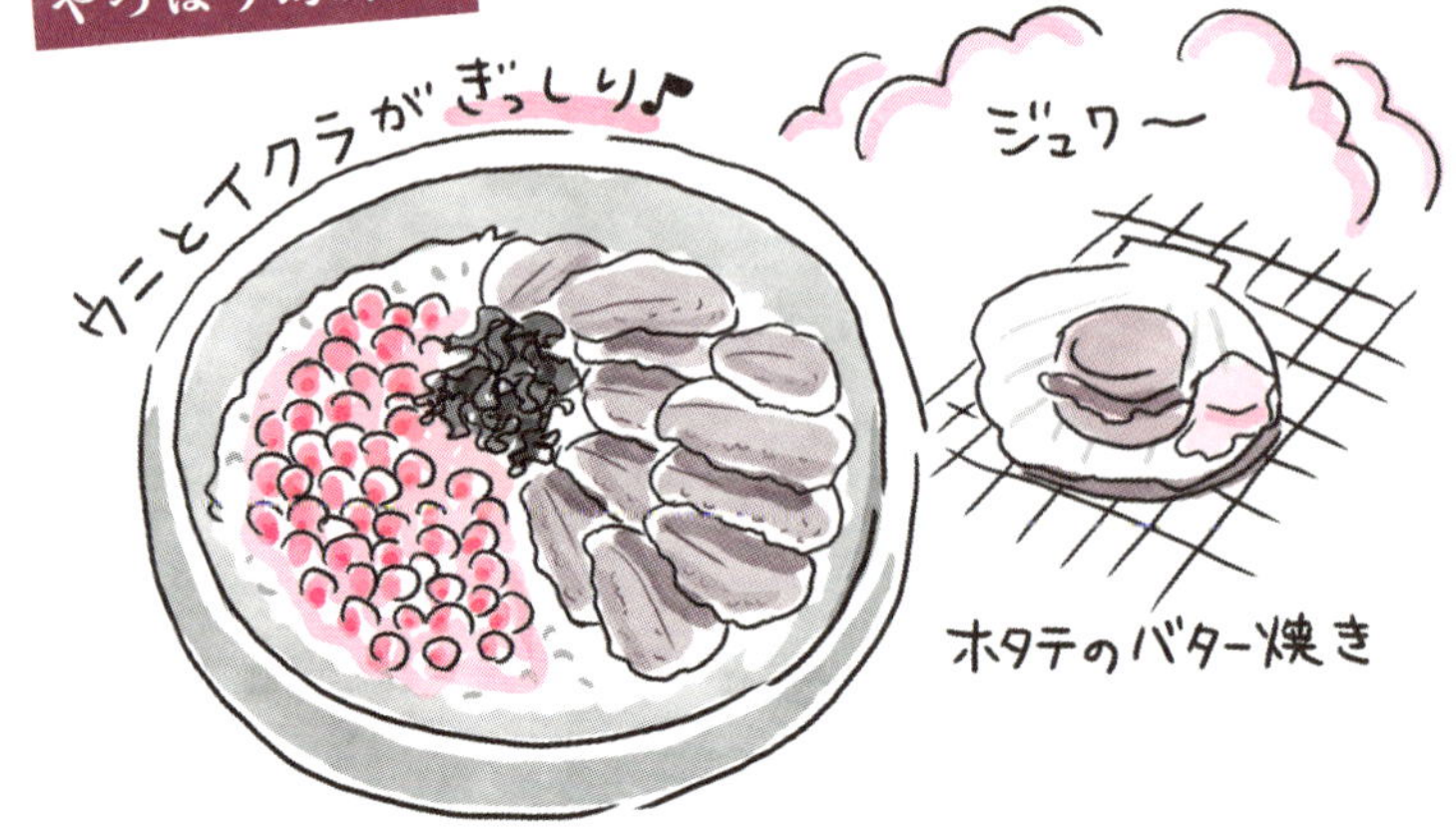
ウニとイクラがぎっしり♪
ジュワ〜
ホタテのバター焼き

漁師の店

ノシャップ岬のすぐ近く。漁師さん直営で、リーズナブルに新鮮で美味しい海鮮が楽しめます。

☎0162-22-0303
〒稚内市ノシャップ 2-3-8
MAP P.153- ②

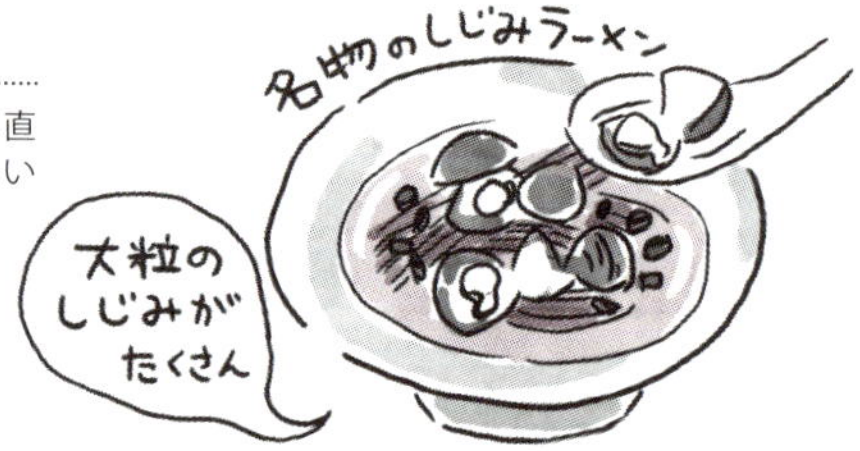
名物のしじみラーメン
大粒のしじみがたくさん

はるき茶屋

昼は麺類や定食、夜はお酒に合う料理。猿払産しじみをたっぷり使用した名物しじみラーメンが評判です。

☎0162-23-6177 〒稚内市大黒 3-3-23
MAP P.153- ①

北海道ならではの豊富な魚貝を味わおう

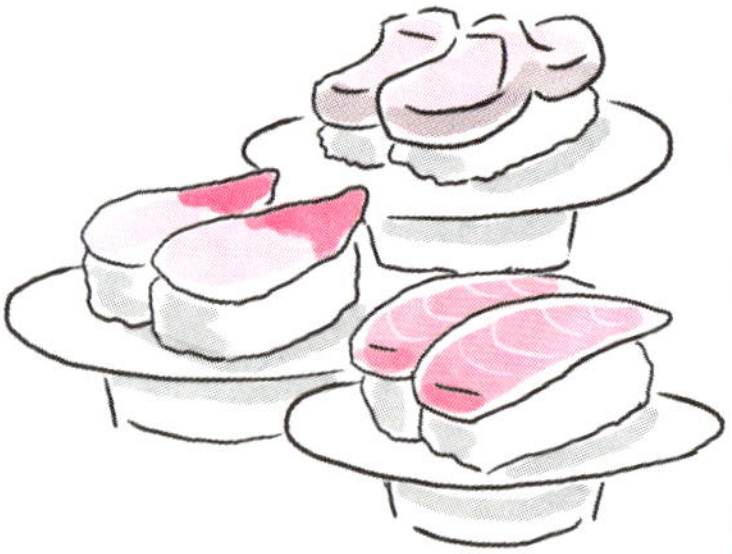

回転寿司　稚内花いちもんめ

たかが回転寿司とあなどるなかれ。稚内を中心に道内各地から仕入れた新鮮なネタをご賞味ください。

☎0162-34-7377 〒稚内市潮見 5-46－13
MAP P.153- ①

間宮堂

宗谷岬に行ったら、名物ホタテラーメンはいかが？　地元で水揚げされたホタテの旨味が出ています。

☎0162-76-2453 〒稚内市宗谷岬 4-1 平和公園　MAP P.153- ②

ニュー温泉閣ホテル食堂

温泉街にある貴重な食事処。豊富名産のホッキを使ったご当地メニュー「ホッキチャウダー」がおすすめ。

☎0162-82-1243 〒豊富町温泉　ニュー温泉閣ホテル 1 階　MAP P.136

※情報は 2016 年 12 月現在のものです。

北海道名物も見逃せない！

ふれあいセンターの
ジンギスカンは絶品♪

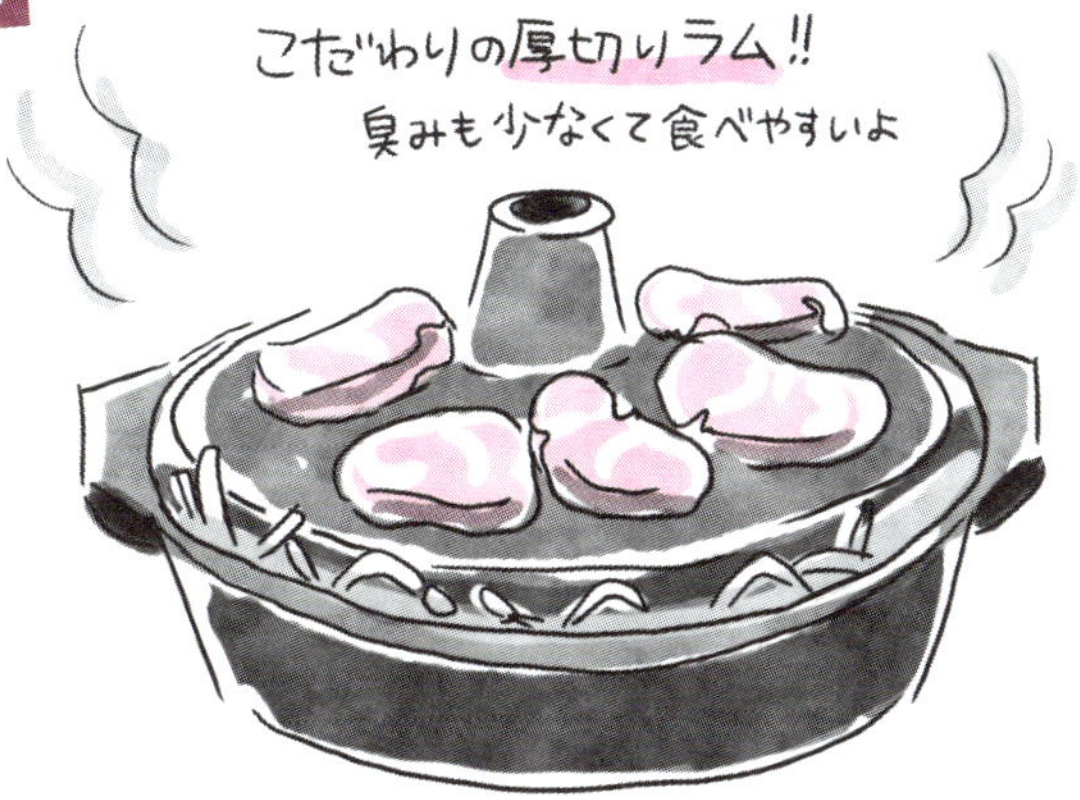
こだわりの厚切りラム!!
臭みも少なくて食べやすいよ

ふれあいセンター食堂 味彩《あじさい》

豊富サロベツファームのジンギスカンは絶品！旭川の須藤製麺の麺を使ったラーメンも人気です。

☎0162-82-1777
〒豊富町温泉　ふれあいセンター１階
MAP P.136

スープカレー

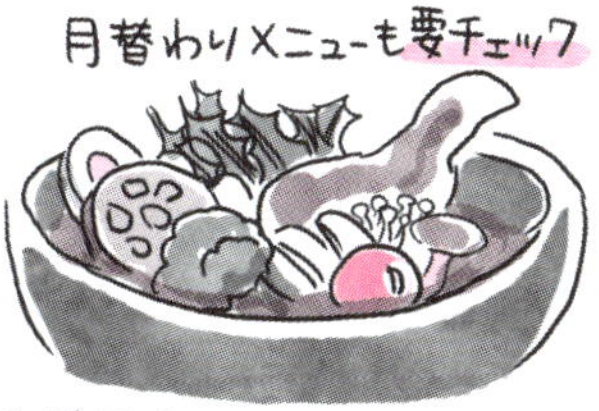
月替わりメニューも要チェック

プチガラク

地場の肉や野菜も使った人気スープカレー店。辛さの調整ができるので、お子様でも安心です。

☎0162-22-1221
〒稚内市港 1-6-28 稚内副港市場波止場横丁
MAP P.153- ①

ロシア料理

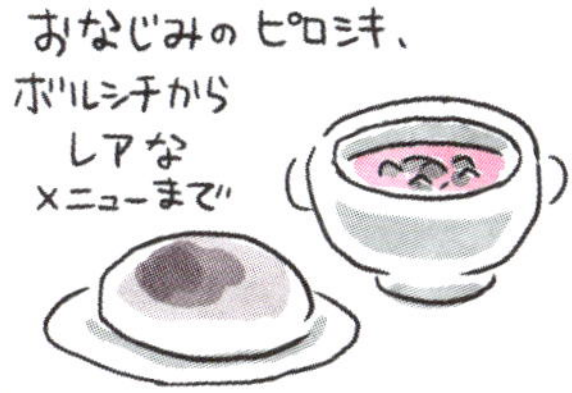
おなじみのピロシキ、
ボルシチから
レアな
メニューまで

ペチカ

ロシアに近い稚内ならでは。いろいろなロシア料理がワンプレートで気軽に楽しめる「ペチカセット」がお得。

☎0162-23-7070
〒稚内市港 1-6-28 稚内副港市場波止場横丁
MAP P.153- ①

豊富で買えるおみやげ

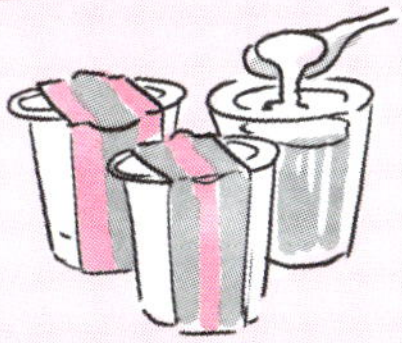

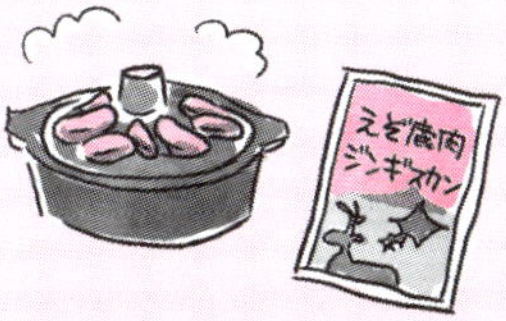

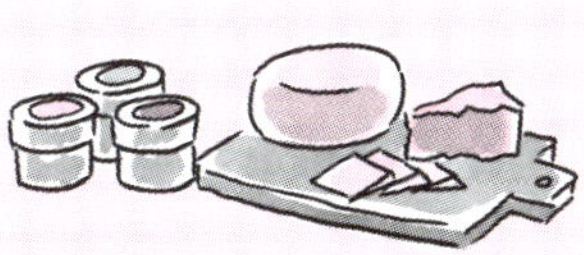

川島旅館の湯あがり温泉プリン

豊富牛乳の美味しさがつまった白いプリン。保存料無添加。プレーン以外に、塩・抹茶・紅茶などいろいろあります。

☎0162-82-1248　〒豊富町温泉
MAP P.136

サロベツベニソンの鹿肉ジンギスカン

鹿肉は鉄分が多く高タンパク低脂肪なヘルシー食材です。新鮮な鹿肉を衛生的な最新設備の工場で加工しています。

☎0162-82-2961
〒豊富町豊富大通１２丁目
MAP P.153- ④

工房レティエのチーズ・ジェラート

放牧主体で育てた健康な牛から絞った牛乳を低温殺菌。それから作る完全無添加のジェラートやチーズは絶品です。

☎0162-82-2961
〒豊富町豊富大通１２丁目
MAP P.145、P.153- ⑤

北海道スイーツ

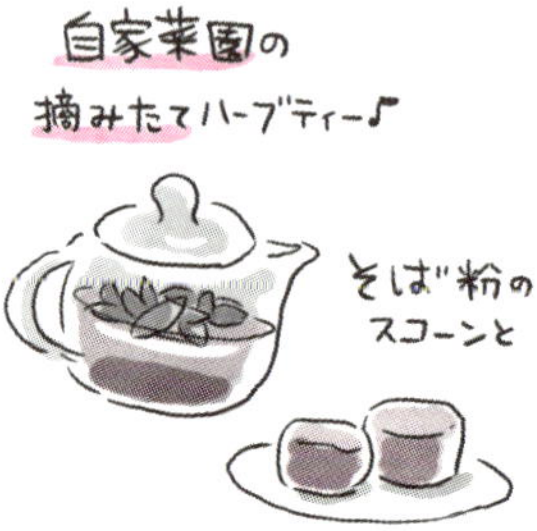
自家菜園の
摘みたてハーブティー♪
そば粉の
スコーンと

あとりえ華

1階はアトリエ、2階は上勇知の丘と利尻山が一望できるカフェ。手作りスイーツとお茶でゆったりと。

☎0162-73-2905
〒稚内市抜海村上勇知原野 949-3
MAP P.145、P.153- ③

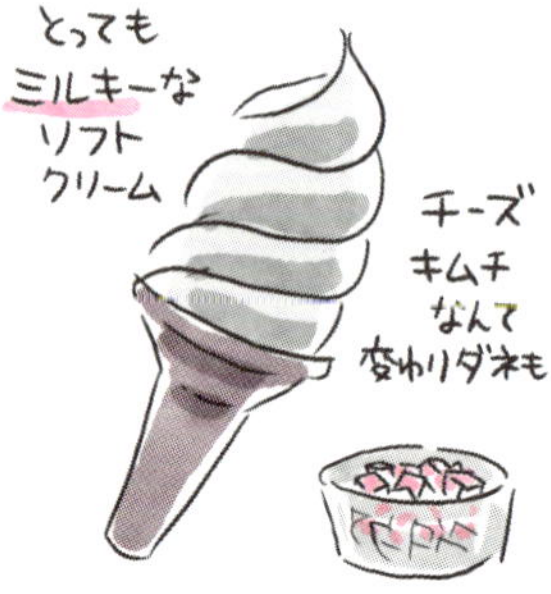
とっても
ミルキーな
ソフト
クリーム
チーズ
キムチ
なんて
変わりダネも

べこちち FACTORY

隣にあるご家族の牧場で搾る新鮮な牛乳を使った、絶品無添加ソフトクリームとナチュラルチーズのお店。

☎01632-4-3553
〒天塩町字タツネウシ
MAP P.145

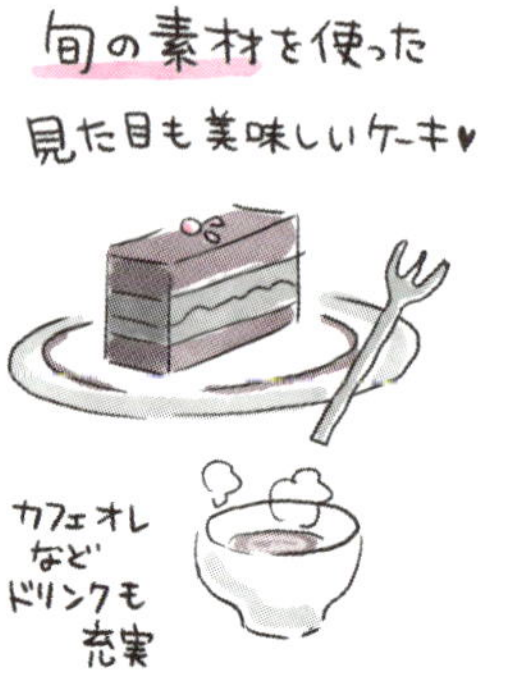
旬の素材を使った
見た目も美味しいケーキ♥
カフェオレ
など
ドリンクも
充実

ヒルンド・ルスティカ

お洒落カフェも併設している、おいしいケーキ屋さん。マーガリンを使わず豊富牛乳バターのみ使用。

☎0162-73-1681
〒稚内市中央 5-10-23
MAP P.153- ①

湯治客が集まる豊富町の人気カフェ

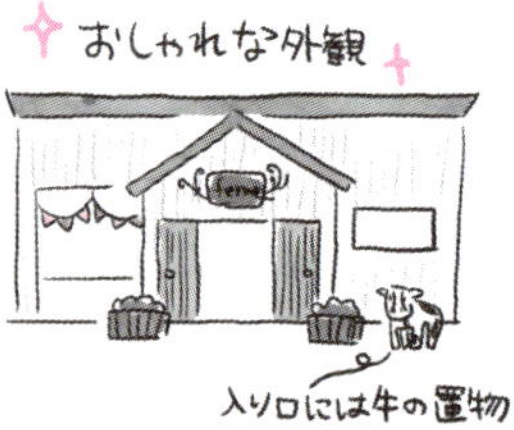
おしゃれな外観
入り口には牛の置物

ミルクカフェ&雑貨フェルム

酪農一家が経営するカフェ。自家製無農薬野菜を使用したスムージーが人気。かわいい雑貨も充実。

☎0162-73-0808
〒豊富町大通 9
MAP P.153- ④

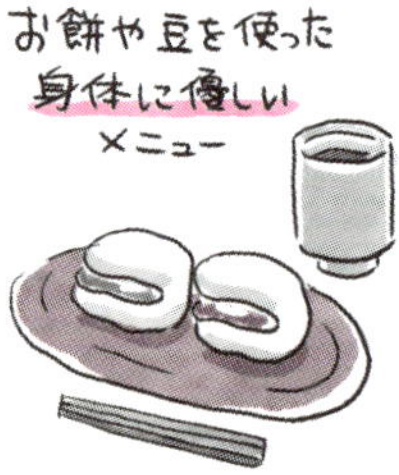
お餅や豆を使った
身体に優しい
メニュー

餅 cafe & stay わが家

豊富温泉での湯治をきっかけに移住したオーナーが運営するカフェ。2階はシェアハウスです。

☎0162-82-2923
〒豊富町 3 条通
MAP P.153- ④

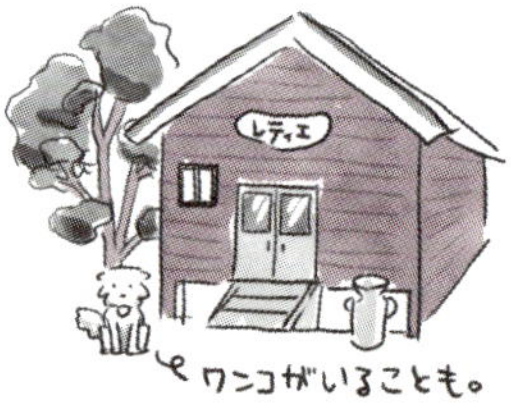
レティエ
ワンコがいることも。

工房レティエ

森に囲まれた静かな場所にある家族経営のカフェ兼工房。無添加ジェラートやラクレットパンが大人気。

☎0162-82-1300
〒豊富町福永
MAP P.145、P.153- ⑤

宗谷グルメマップ

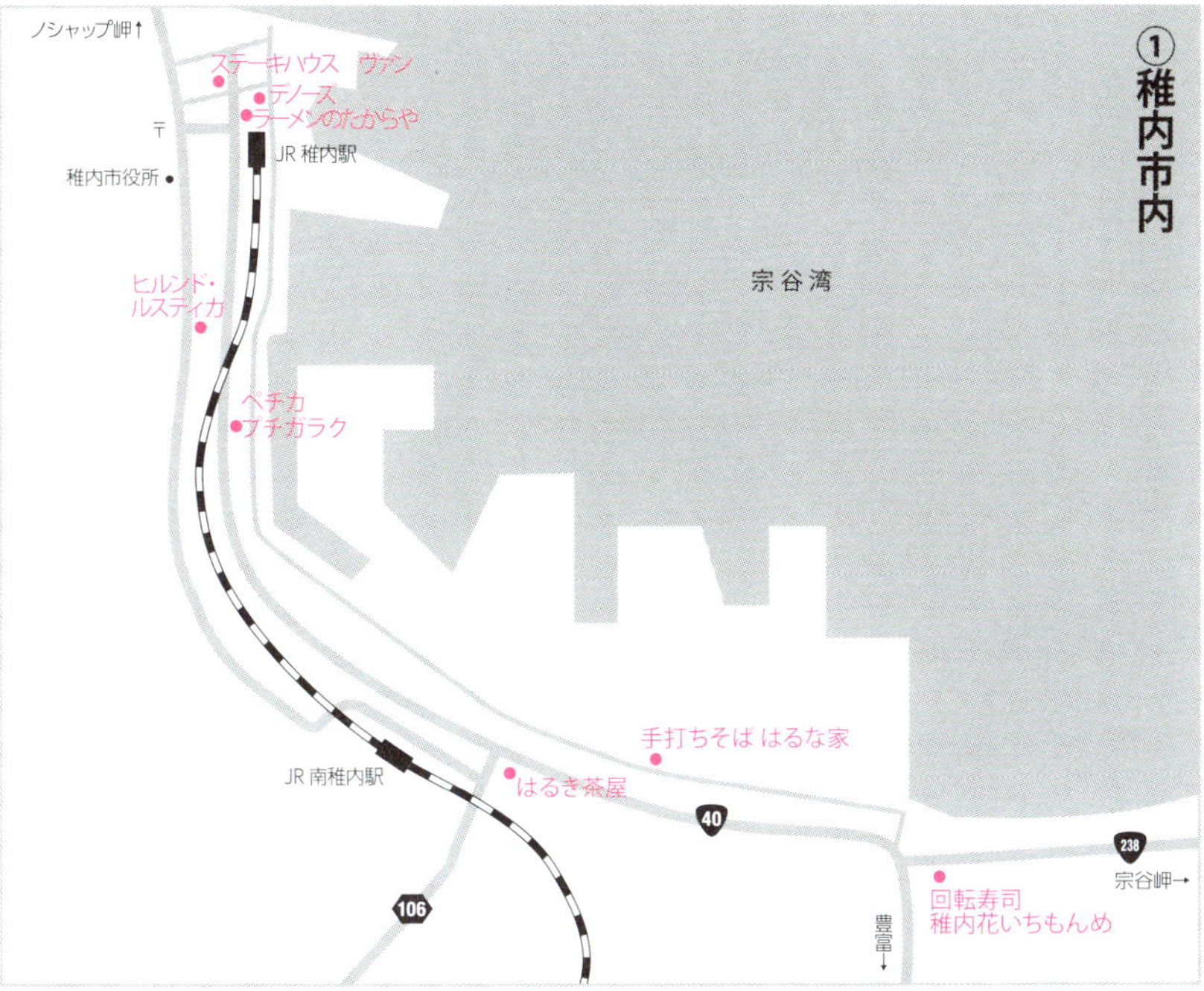
①稚内市内
ノシャップ岬↑
ステーキハウス　ヴァン
テノーズ
ラーメンのたからや
JR 稚内駅
稚内市役所
ヒルンド・ルスティカ
宗谷湾
ペチカ
プチガラク
手打ちそば はるな家
JR 南稚内駅
はるき茶屋
40
238
宗谷岬→
106
豊富↓
回転寿司
稚内花いちもんめ

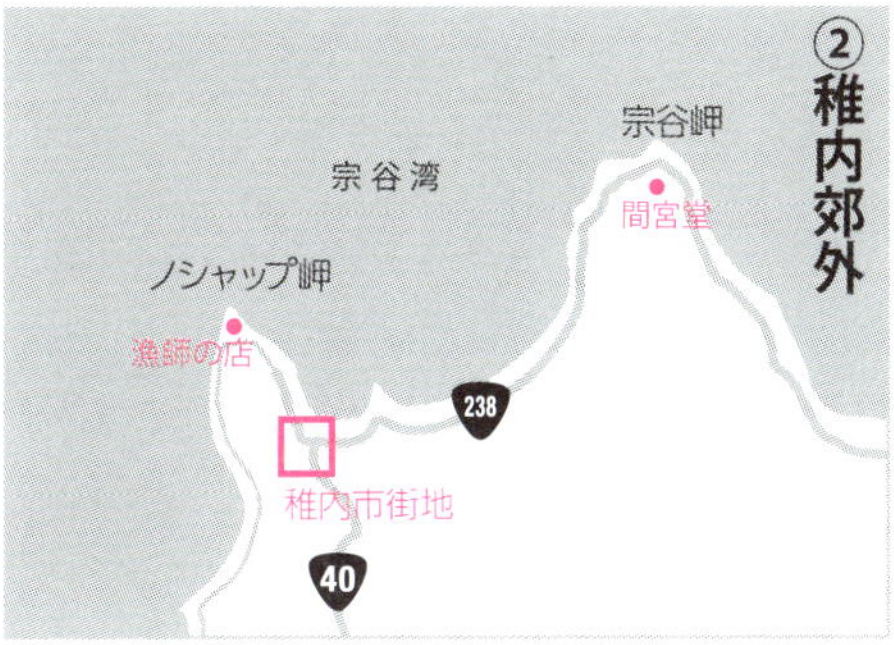
②稚内郊外
宗谷岬
宗谷湾
間宮堂
ノシャップ岬
漁師の店
238
稚内市街地
40

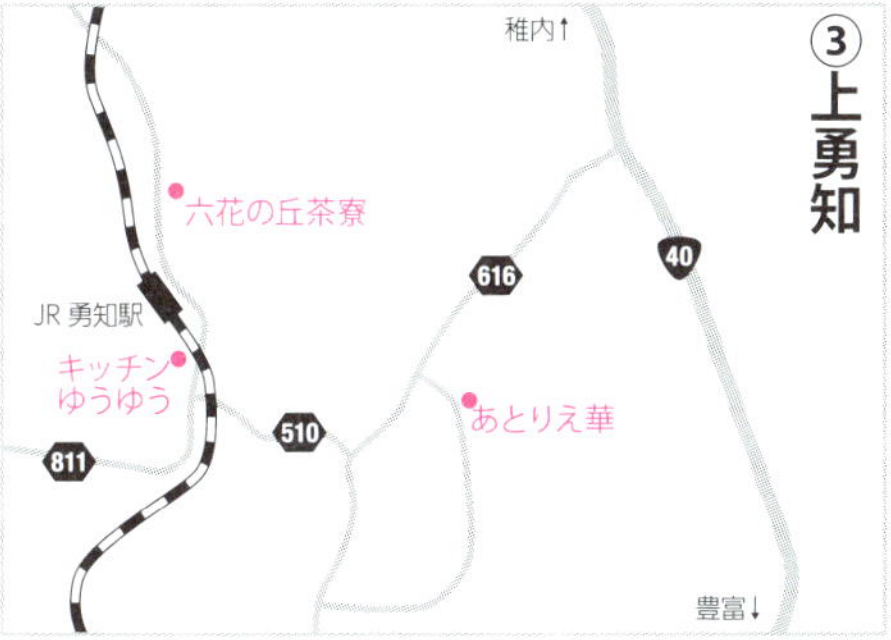
③上勇知
稚内↑
六花の丘茶寮
616
40
JR 勇知駅
キッチン
ゆうゆう
510
あとりえ華
811
豊富↓

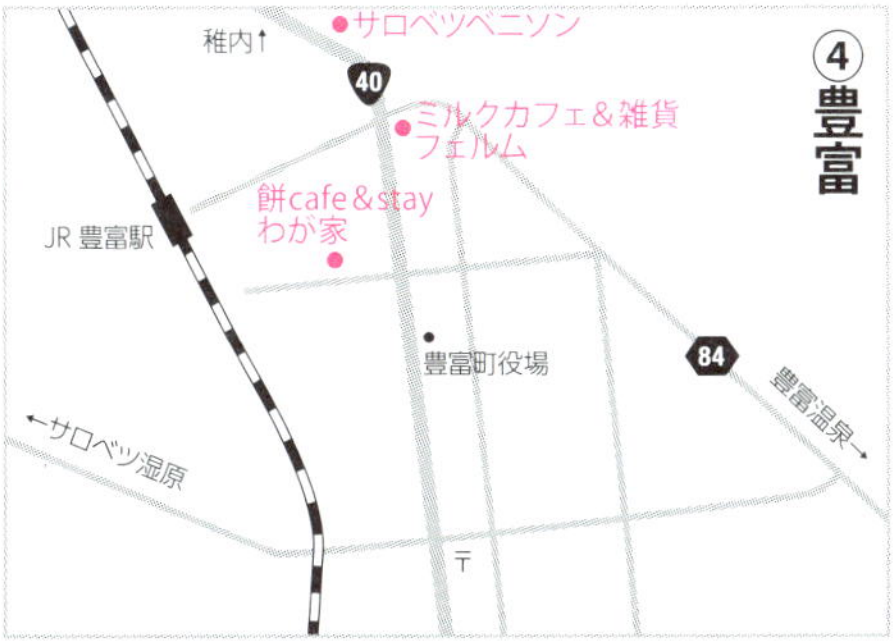
④豊富
稚内↑
サロベツベニソン
40
ミルクカフェ＆雑貨
フェルム
餅cafe＆stay
わが家
JR 豊富駅
豊富町役場
84
豊富温泉→
←サロベツ湿原

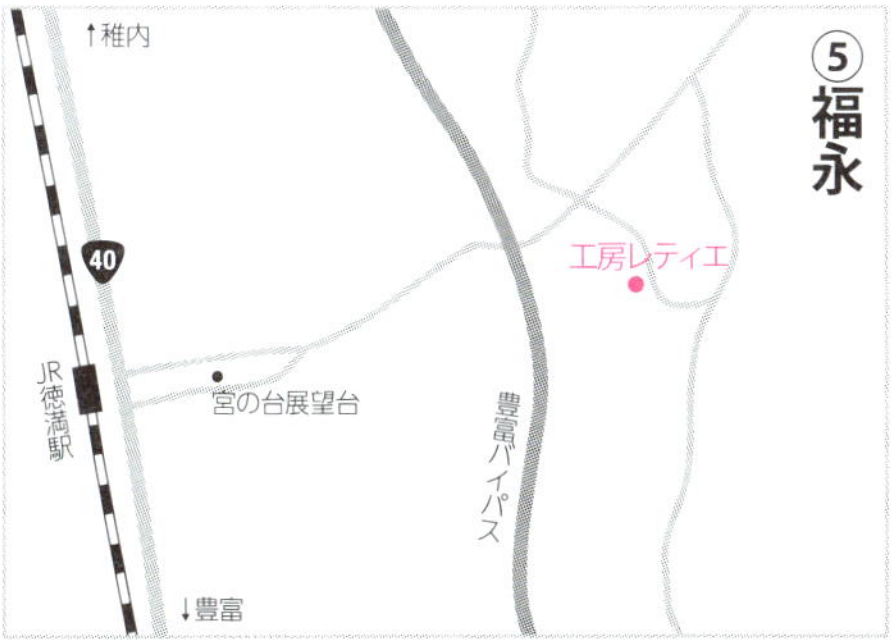
⑤福永
↑稚内
40
工房レティエ
JR徳満駅
宮の台展望台
豊富バイパス
↓豊富

訪れる季節によって楽しみ方もいろいろ

イベントカレンダー

6月中旬

日本最北端わっかない白夜祭（稚内市）

午前3時には空が薄明るくなり、午後8時を過ぎてもまだ薄暮の稚内。開催期間中に映画祭とビアガーデンを開催。日本で最も緯度が高いからこその「夏至」のイベント。

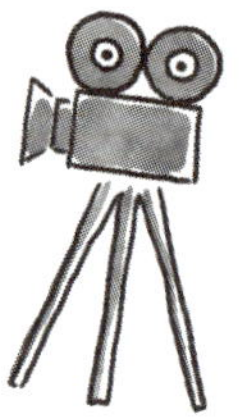

8月上旬

稚内みなと南極まつり＆大花火大会（稚内市）

2500発の多彩な花火が海面を染め上げる日本最北端の地・稚内市で、盛大に行われる花火大会。

8月中旬

ほろのべ名林公園まつり（幌延町《ほろのべ》）

お隣、幌延町の人気イベント。毎年、有名なお笑い芸人や子どもたちに人気のキャラクターが勢揃い！

豊富町商工夏祭り＆サロベツ納涼花火大会

火の粉が降りかかりそうなほど間近で見られて迫力満点。

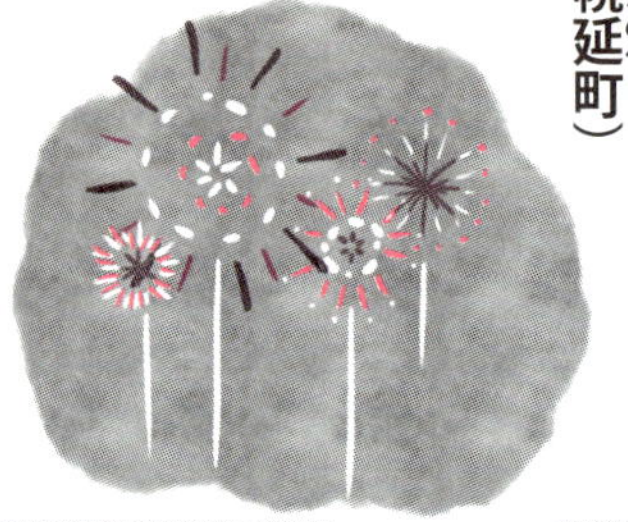

4月　5月　6月　7月　8月

7月上旬

枝幸《えさし》かにまつり（枝幸町）

枝幸町特産の毛蟹、ズワイ、タラバの蟹三昧！毛蟹の早食い競争や毛蟹があたる抽選会、即売などもあります。

鏡沼しじみまつり（天塩町）

天塩町特産しじみのつかみ取りや即売など。毎年会場を埋め尽くすほどの多くの人で賑わいます。

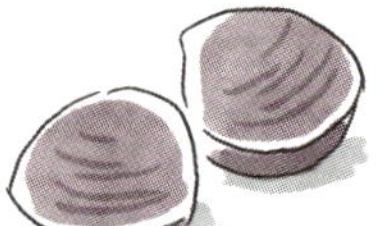

7月下旬

豊富町ホッキまつり

豊富町特産のホッキを使ったメニューがいろいろ食べられます。ホッキの即売会は毎年大行列！

豊富温泉観光夏まつり

温泉夏の風物詩。のど自慢大会や二人羽織牛乳早飲み競争、子ども抽選会が人気です。

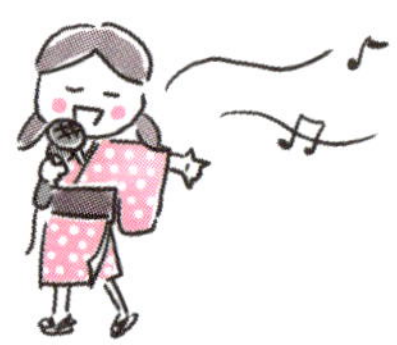

ＪＡ北宗谷青年部ビール祭り

農協青年部主催の大人気ビール祭り。毎年恒例の牛乳早飲み大会は参加者多数。

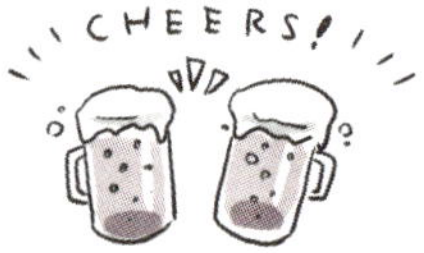

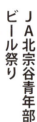

8月下旬

SAROBETSU HOT♨LIVE トヨトミサイル

豊富温泉で行う日本最北の野外ロックフェス。稚内から札幌・東京まで各地から様々なジャンルのアーティストが集まる音楽イベント。

最北端・食マルシェ（稚内市）

稚内の豊かな自然で育った海産物や農畜産物をはじめとした最北グルメを堪能できます。

のっぱらマルシェ（稚内市）

「こどもとあそぼ　おとなもあそぼ」をテーマに繰り広げる1日限りのイベント型『のっぱらようちえん』。

2月中旬

豊富温泉雪あかり

スキー場広場を彩る幻想的なキャンドルの灯りと、大人から子どもまで楽しめる催し満載の雪まつり。

彩北わっキャナイト

稚内港北防波堤ドームがスノーキャンドルやプロジェクションマッピングで幻想的な空間になります。

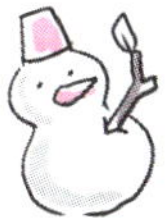

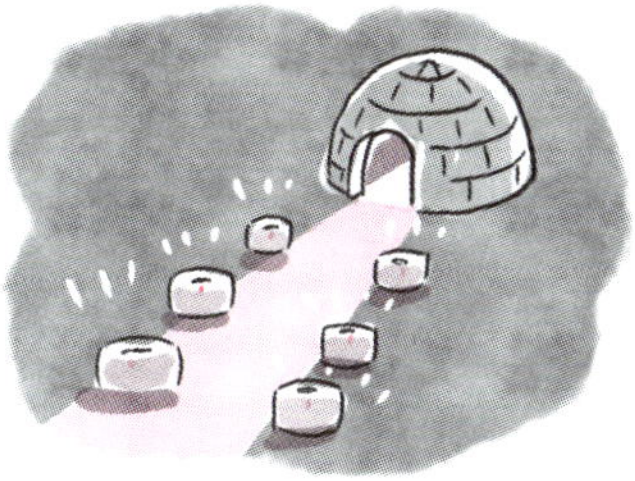

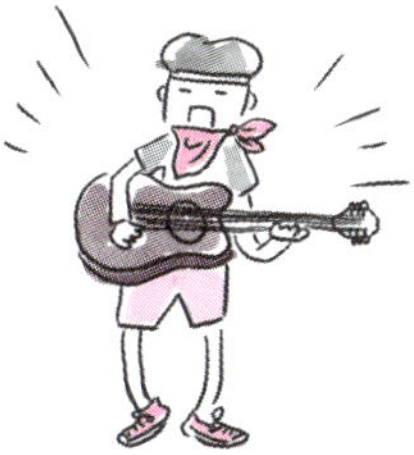

9月　10月　11月　12月　1月　2月　3月

9月上旬

てしお味覚まつり（天塩《てしお》町）

脂がのって有名な「天塩鮭」のアキアジのつかみ取りをはじめ、新鮮な秋の味覚が堪能できます。

10月上旬

美味しんぼまつり

サロベツファームで開催されるお祭り。ハムやソーセージ、野菜などの販売。

10月下旬

豊富町民文化祭

豊富町内の子どもからお年寄りまで様々なステージ発表や、書道、木工などの作品を展示。

12月上旬

歳末芸能チャリティーショー

歳末たすけあい運動の一部で共同募金運動の一環として行われるイベント。ステージ発表や物品販売が行われます。

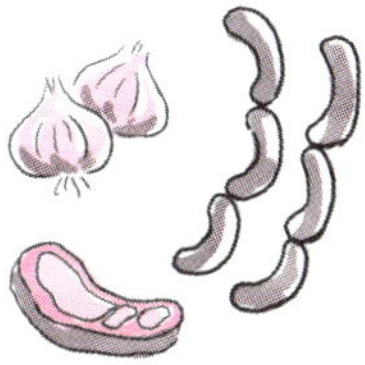

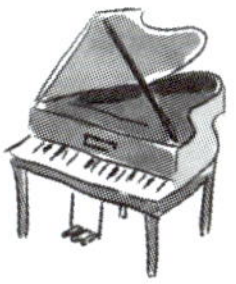

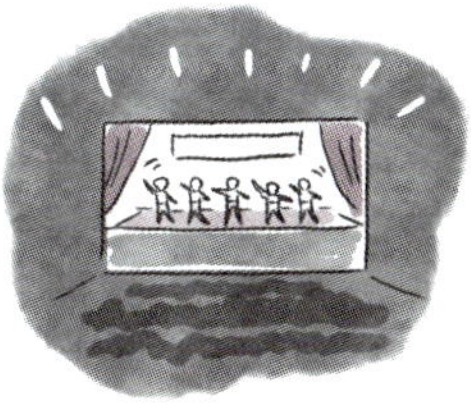

※開催日時・場所など、詳細につきましては各市町の観光協会または役場担当課までお問い合わせください。豊富町関連のイベント情報につきましては豊富町観光協会（☎ 0162-82-1728　http://toyotomi-kanko.net）へ。

豊富の町の人たちは「湯治さん」を待ってます

豊富温泉に湯治に来るお客さんたちを、町の人たちは親しみをこめて「湯治さん」と呼びます。さまざまな町の人の声をお聞きください。

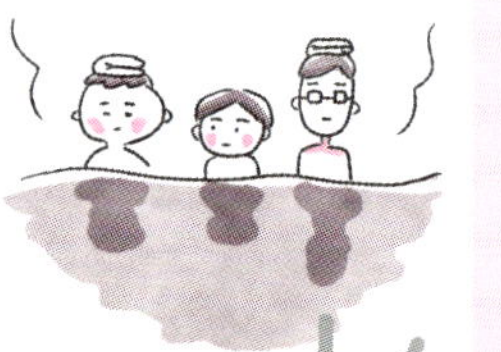

全国から集まってくる湯治さんのおかげで、温泉も町も元気になります

豊富町在住　70代O夫妻

1955（昭和30）年頃から長年利用しています。最初の頃はやけどの人が多かったけれど、だんだん乾癬など他の症状の人が増え、今はアトピーの若者とたくさん出会います。何度も来る人も多いけれど、みなさん「来れば楽になる」と言い、来たときより元気そうな様子で帰っていきます。

私は主に湯治風呂、妻は一般風呂に入っていますが、そこで出会う湯治さんたちと顔見知りになれることも楽しいです。豊富に居ながらにして、日本各地から来る人たちと話せるのはうれしいです。ともかく湯治さんたちに良くなってほしいし、全国からたくさん来てくれたら温泉も町も元気になります。

湯治目的の移住者・長期滞在者が集い、住まう場所を作りたい

ヤドカリハウス　志賀勝弘・千葉幸悦

近年になって湯治で温泉を訪れ、さらに移住する方も少しずつ増えてきています。「湯治目的の移住者・長期滞在者が集い、住まう場所を作りたい」という思いから、シェアハウスを作りました。アトピーや乾癬に悩む人が、湯治をしながら自分のスキルを生かして、できる範囲内で仕事をしながら暮らす、そうした受け皿を作っていけたらと考えています。

悩んでいるならいっぺん来てみたらいいよ！　一人じゃないよ！　みんなで手を取り合って元気になろうよ！　話し相手になるよ！　気に入ったら今度は遊びに来てよ！　湯治をきっかけに豊富町に移住される人たちを私たちは応援しています。

湯治さんはいまやイベント開催には欠かせないマンパワーです

豊富温泉夏祭り・雪あかり・トヨトミサイル実行委員長　上坂仁哉

僕が家業を継ぐために帰ってきた豊富温泉は、離れていた10年ですっかり寂れてしまって、町全体の空気が重たく感じました。「これはなんとかしなきゃならん」と地元の友達を集めて「いっぷく会」を発足。「トヨトミサイル」という日本最北の野外ロックフェスを主催し、5年になります。

現在、豊富温泉在住の20～30代の人口はとても少なく、一方イベント開催には何かとマンパワーが必要です、そこで毎年お手伝いしてくれるのが湯治さん。今や湯治さんがいなければ、イベントは成立しません。普段は仕事柄、じっくりと交流する時間がないのですが、イベントを通じて湯治さんたちと話せる機会をとても大切にしています。全国から多くの方が湯治に来るということは、いろんな文化や技術にもふれることができるということです。これがとても面白い！　また、イベントを通して湯治さんにも楽しんでもらい、元気になって帰ってもらうことが何よりの願いです。

順調な人生を送っていたらなかったかもしれない、得難い経験をしています

豊富温泉もりあげ隊　林　明日美

2年前に夫のアトピー治療のために、豊富温泉へ夫婦で移住。1年間の湯治生活を経て夫の症状はほぼ落ち着き、、元気に働けるまでに回復しました。

北国の気候や暮らしの不安などもありましたが、暖房がしっかりしているので冬も快適ですし、近場で買えないものはネット注文するなど、不便はそれほど感じません。何より湯治さんや地元住民の方と交流する機会が多く、困ったときは相談できるという大きな安心感があります。

移住1年後、湯治さんや豊富温泉のために何かしたいという気持ちが大きくなり、湯治移住した仲間と「豊富温泉もりあげ隊」を結成。湯治さんや地元の方の協力を得てイベントなどを行なっています。

小さな町だからこその様々な立場の人との交流は、順調な人生を送っていたらなかったかもしれない、得難い経験です。住居や仕事などの問題もありましたが、思い切って「湯治移住」という選択肢を選んでよかったと思っています。

乾癬の患者さん、「豊富温泉湯治ツアー」に参加してみませんか？

札幌の乾癬の患者会「乾癬の会（北海道）」では、1992年の会発足の翌年、1993年から毎年、2泊3日の豊富温泉湯治ツアーを行なってきました。「口コミで話題になっていた豊富温泉で学習会をしよう」という呼びかけから始まりました。豊富温泉の効果を確かめるのが第一の目的ではありましたが、「日頃の悩みを語り合い、乾癬の克服に向けてみんなで頑張ろう」というのが患者会発足の趣旨でもあり、湯治ツアーも語り合いの場として大切にされてきました。

湯治ツアーの開催中には、多くの医療関係者を招き学習懇談会を行なってきました。なかでも、札幌の小林皮膚科クリニック院長小林仁先生は第1回から毎年参加してくださっています。

現在では、生物学的製剤など新たな治療法が出てきていますが、その一方で今なお、乾癬で傷ついた心と体を癒やすため、豊富温泉を訪れる人は絶えません。温泉の効果だけでない、仲間と分かち合う場が豊富温泉にはあるということかもしれません。

乾癬の会主催の豊富温泉湯治ツアーは毎年秋に行われ、毎回30～40人が参加しています。2016年には24回を数えました。豊富温泉湯治にご興味のある方、乾癬の患者さん同士の交流を求めている方、参加してみてはいかがでしょうか。

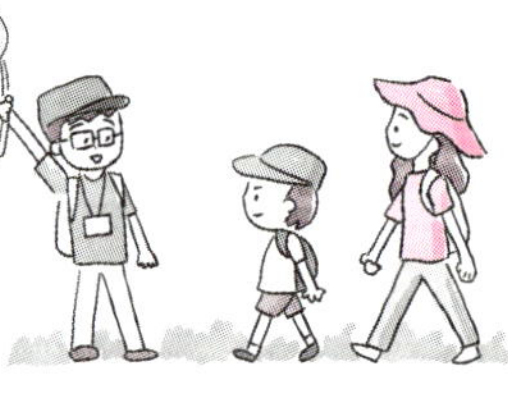

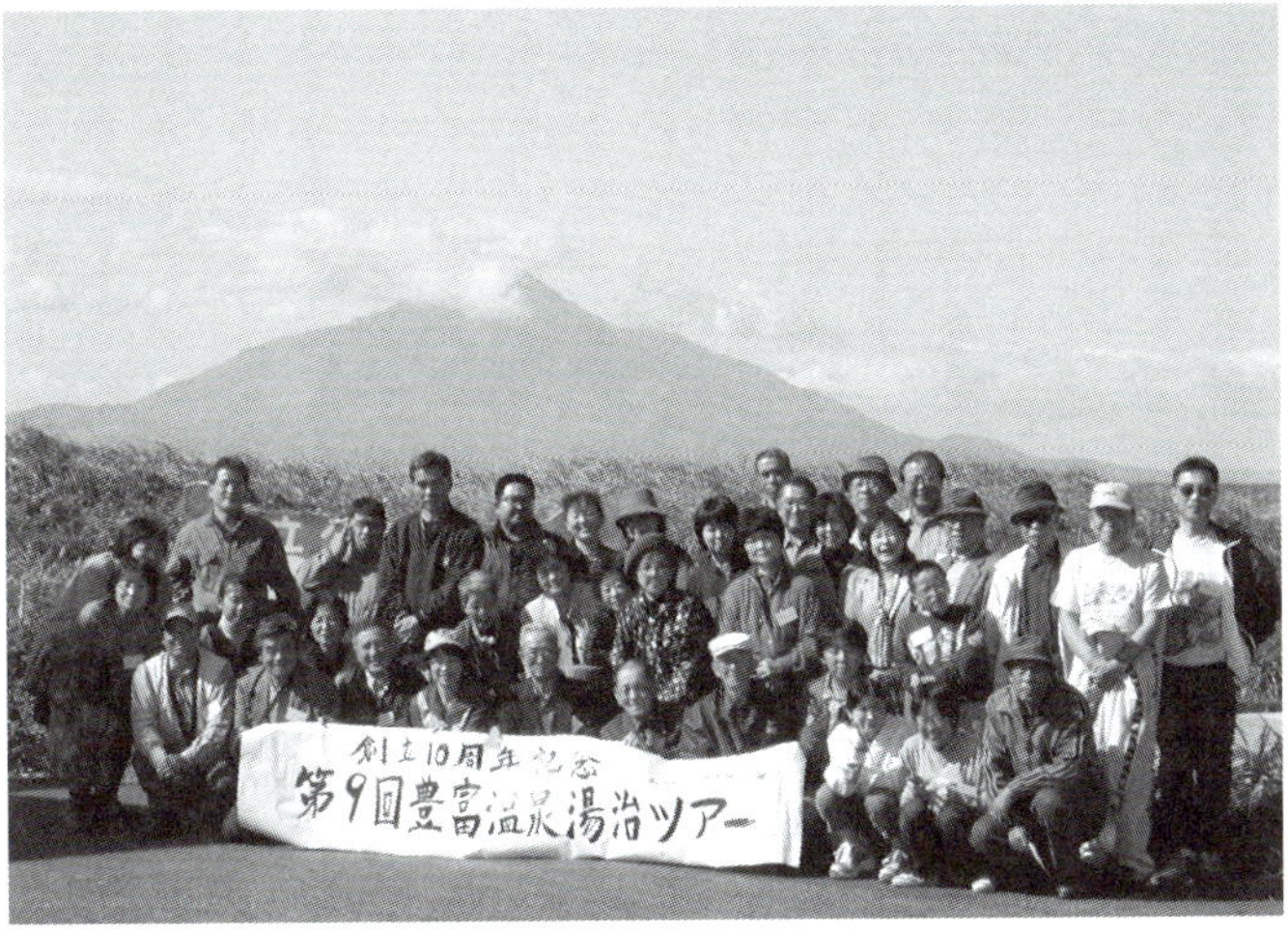

第9回豊富温泉湯治ツアー。利尻富士をバックにサロベツ原野で（写真提供／小林仁）

乾癬の会（北海道）

「乾癬の会」は、患者同士の交流を深め、乾癬についての正しい知識を広めるとともに、医師と協力して原因の追究や治療効果の向上に努めるという目的で、1992年に設立されました。これらを通して、患者および家族のQOL（生活の質）の向上を目指しています。

現在会員は300名を超え、様々な活動をしています。

【主な活動】学習懇談会、講演会、豊富温泉湯治ツアー、会報「陽だまり」の発刊（年3回）

【交流会】（春）総会時、（夏）北海道難病連全道集会分科会、（秋）豊富温泉湯治ツアー学習会、（冬）「いい皮膚の日」「世界乾癬デー」に呼応して、日光浴をしよう会、陽だまり女性の集いなど

乾癬の会（北海道）・豊富温泉湯治ツアーについてのお問い合わせ

「乾癬の会（北海道）」事務局（小樽）　☎ 0134-33-1303

日本乾癬患者会連合会 HP　http://jpa1029.com/index.html

乾癬患者は全国で推定20万人いると言われています。患者会は北海道に限らず全国にあり、患者同士による全国的な交流が行われています。

「アトピーフォーラムin豊富」で語り合いませんか？

「アトピーフォーラムin豊富」は２００６年から、アトピー患者やその家族、医療関係者らが、お互い対等な立場で気軽にアトピーについての経験を共有し、学び合える場をつくりたいという想いから始まりました。

これまで様々なテーマを取り上げ、アトピー患者が「困っていること・悩んでいること」にスポットをあて、みんなで考えてきました。第７回までは川島旅館で２泊３日の合宿形式、第８回～第10回は湯治体験ツアーと抱き合わせて開催。第11回となる２０１６年は２日間で開催、「自立・仕事」「食と運動」など６つのテーマに分かれ、患者同士で語り合いました。専門家に基調講演もしていただき、「語り合うことの大切さ」を学び考える機会としています。アトピーや湯治、温泉、そして自分自身についてもっと知ることが出来る「アトピーフォーラムin豊富」。ぜひ、一度参加してみてください。

これまでのアトピーフォーラムのテーマ・内容

第１回　語り合おう！　アトピー
第２回　アトピーが治るとはどういうことか？
第３回　患者主体のアトピー治療とは？
第４回　アトピーリゾート豊富を目指して
第５回　アトピーと仕事「自立したい！」
第６回　豊富で暮らしたい
第７回　湯治は温泉だけじゃない
「健康と環境のかかわり合い」「健康と食事」「湯治効果を高めるためには…」
第８回　なぜ豊富温泉はアトピーにいいのか＆体験談
第９回　自分で出来る生活改善法＆湯治体験談
第10回　他人任せにしない健康づくり～なぜ豊富温泉に人が集まるのか？
第11回　今話したいこと、聴きたいこと

「アトピーフォーラム in 豊富」に関するお問い合わせ

アトピーフォーラム in 豊富 HP　または豊富温泉コンシェルジュ・デスクまで

➡P.162

アトピーフリーコム

代表　有田 省造

「アトピーフリーコム（以下「フリーコム」と略す）」は、２００４年にできたアトピー性皮膚炎の患者団体で、アトピーに関する講演会や交流会の企画、運営などを行っています。「あとぴーフリーコム」という会報誌を年３回発行しており、２０１６年11月で32号を迎えました。治療に関してだけでなく、体験談やコラム、フォーラムの告知や結果報告などを掲載しており、最近は、仕事とアトピー、アトピーを抱えてどう生きていくかなどをテーマに話し合っています。病いを抱えて孤独になるのではなく、患者会を通して、時には慰め合い、励まし合い、困難を乗り越えていければと思っています。

アトピーフォーラムin豊富は、フリーコムの安藤直子さんが豊富温泉での湯治をきっかけに開催されるようになり、フリーコムも第３回目から協力しています。全国から多くの医師や研究者をお招きして豊富温泉の効用、食事、運動など患者さんのＱＯＬ（生活の質）、仕事や自立、移住を含めた住環境など様々なテーマで議論をしてきました。何よりも患者さんが元気を取り戻し、笑顔になっていくことを見るのが楽しみです。こうした輪を今後も広めていければと思います。

アトピーフリーコム
および会報誌の
問い合わせ・申し込み先

アトピーフリーコム HP
http://atopyfree.web.fc2.com/
FAX：0436-98-2234
E-mail：info_atopyfree@yahoo.co.jp

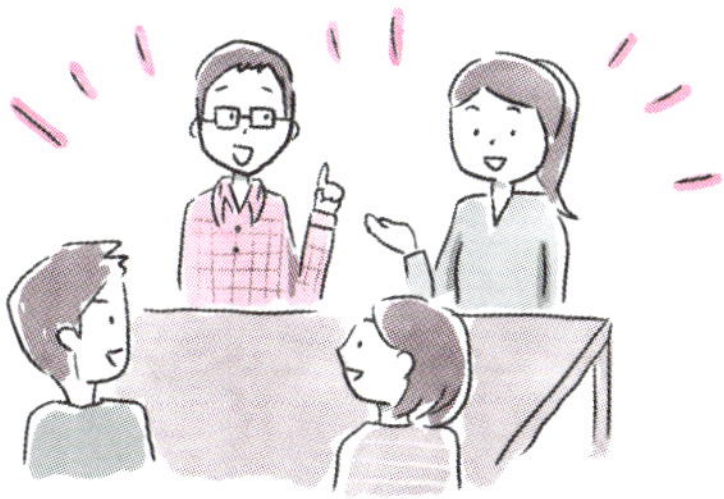

もっと知りたい人のための豊富温泉情報

豊富温泉では公式ウェブサイトや Facebook を使って最新情報を発信しています！

豊富温泉公式ウェブサイト「ミライノトウジ」

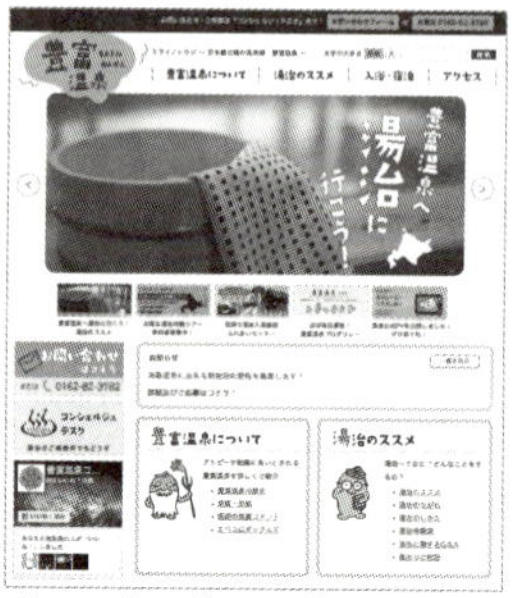

http://toyotomi-onsen.com/

温泉の泉質からアクセス方法まで、豊富温泉のことはすべて載ってる公式サイト。ブログは温泉スタッフがリレー方式でほぼ毎日更新。動画コンテンツなども充実しているので温泉にくる前には必ずチェック！

豊富温泉コンシェルジュ・デスク Facebook ページ

https://www.facebook.com/toyotomionsen

Facebook ページでは、イベント情報やお知らせなど温泉のリアルな情報をアップしています。ブログや HP の更新情報もアップしているので最新情報はこちらでご確認ください。

アトピーフォーラム in 豊富 HP

http://atopyforum-toyotomi.com/

豊富温泉で 2006 年から行っているフォーラムです。アトピー患者やそのご家族、医療関係者らが、お互い対等な立場で気軽にアトピーについての経験を共有し、学びあえる場として毎年秋に開催されています。

豊富町観光協会 HP

http://toyotomi-kanko.net

豊富町内の観光情報を掲載しています。イベント情報なども盛りだくさん。有志が投稿するフォトギャラリーもあって、豊富の素敵な風景写真などが見られますので、チェックしてみてください。

豊富町 HP

http://www.town.toyotomi.hokkaido.jp/

豊富町内の情報はこちら。豊富町の紹介動画もあります。

WEB

ふるさとチョイス HP・豊富町ページ

http://www.furusato-tax.jp/japan/prefecture/01516

豊富町への「ふるさと納税」にご協力ください。納税のお礼として温泉宿泊助成券や豊富町の特産品がもらえます。

アトピー性皮膚炎患者 1000 人の証言

安藤直子／著　子どもの未来社

本書の編著者安藤直子さんの著書で、自身のアトピー闘病体験とともに、アトピー患者の叫びを代弁する一冊。豊富温泉での体験記も書かれています。　●定価 1600 円＋税

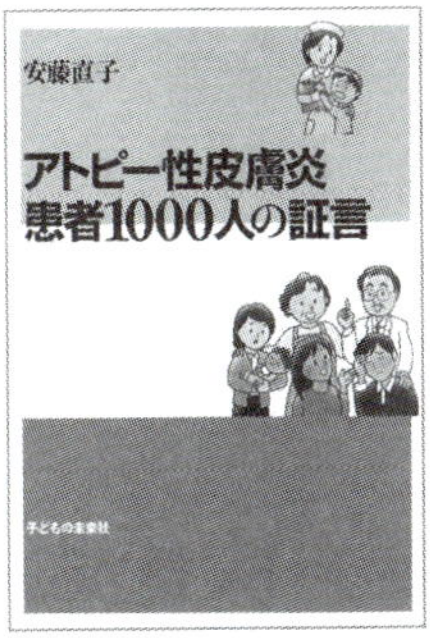

アトピーが教えてくれたこと

青山ぱふこ／著　イースト・プレス

豊富温泉あるある４コマ漫画を書いてくれた青山ぱふこさんのコミックエッセイ。自身のアトピーの闘病体験を癒し系タッチでユーモアに書かれています。　●定価 1100 円＋税

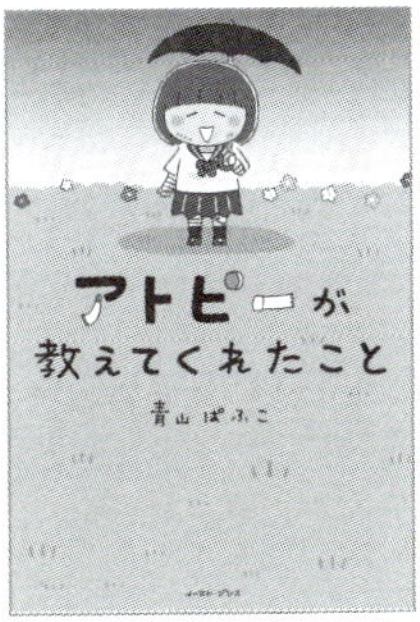

かいかい日記－「乾癬」と「無言館」と「私」

窪島誠一郎／著　平凡社

12 年に渡る、乾癬との闘いと戦没画学生慰霊美術館「無言館」の設立、著者の生き様と思いを綴ったエッセー。本書に出てくる「豊倉温泉」や「湯快荘」、湯治の様子などは豊富温泉での経験をモデルに書かれています。　●定価 1800 円＋税

ローカル線で温泉ひとりたび

たかぎなおこ／著　KADOKAWA

全国津々浦々、知る人ぞ知る温泉地のおもしろ情報を漫画で紹介。豊富温泉もちょこっと出てきます。湯治だけではない温泉のたびにでかけてみては？　●定価 1100 円＋税

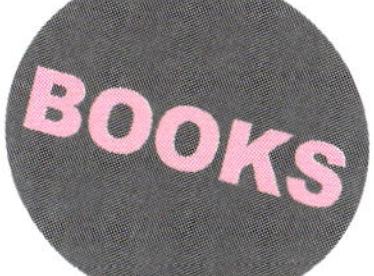

「来ちゃった」

酒井 順子／著　ほしよりこ／画　小学館

「負け犬の遠吠え」の超人気エッセイスト酒井順子氏、「きょうの猫村さん」の超人気マンガ家ほしよりこ氏のゆるり旅記録。川島旅館に「来ちゃった」ときの感想がちょっぴり載っています。

●定価 1400 円＋税

交通情報ー豊富温泉へのアクセス

STEP 1 宿の予約を取ろう

豊富温泉行きを決めたら、まず宿の予約を。各宿泊施設では、お得な湯治客向け連泊プランを用意しています。ふるさと納税の返礼品「宿泊助成券」も使うことができます（⬇138〜139ページ）。予約の際には、必ず「湯治療養で宿泊する」ことを伝えましょう。

STEP 2 航空券・電車・バスの予約をしよう

交通費のなかで一番高いのが航空券。早めの予約で安くなることもあるので、計画は早めに立てましょう。北海道のバスは乗換案内サイトでは出てこないことがあります。時刻表などの詳細はバス会社のHPでご確認ください。

【全国各地から】

飛行機 ＋ **おすすめルート**

稚内空港経由　【所要時間】約４時間【予算】航空券＋2,480円　楽　早

羽田空港発 - 稚内空港経由ルート　乗り換えが少なく一番簡単でわかりやすいアクセス方法。航空会社はANAのみのため航空券は高め。冬季は１日１便で、雪による欠航も多いので、新千歳・旭川空港利用がおすすめ。

羽田空港 →（約２時間／ANAのみ）→ 稚内空港 →（約30分/600円／空港連絡バス）→ JR稚内駅 →（約40分/1,550円／JR特急サロベツ札幌行）→ JR豊富駅 →（約10分/330円／沿岸バス or ホテル無料送迎）→ 豊富温泉

稚内空港からは、ちょいのりレンタカー「空港パック」も便利

稚内空港からは豊富温泉で乗り捨てできるレンタカーがあります。稚内空港 - 豊富温泉間、片道5,400円。ご利用の際は２日前までにご予約ください。湯治期間ずっと借りられる「湯治パック」もあります。詳しくは、「レンタカー / 豊富温泉ミライノトウジ」をご覧ください。
http://toyotomi-onsen.com/rental
ちょいのりレンタカー 9:00-17:00（日曜定休）☎ 0162-22-1109

新千歳空港経由　【所要時間】新千歳空港から約６時間【予算】航空券＋7,140円　安

全国の空港発 - 新千歳空港ルート　発着便が多いため、搭乗時刻の選択肢が多いのが利点。ジェットスターやピーチなどのLCC（格安航空会社）なら航空券は４千円〜１万円程度。札幌からJRか高速バスで５時間程かかるため、体調に不安がある方は要注意。

全国の空港 →（ANA/JAL/LCC）→ 新千歳空港 →（約40分/1,070円／JR快速エアポート）→ JR札幌駅 →（約５時間/6,070円／沿岸バス特急ほぼろ号）→ 豊富温泉

旭川空港経由　【所要時間】旭川空港から約４時間半【予算】航空券＋7,650円

全国の空港発 - 旭川空港経由ルート　雪による欠航が少なく、新千歳空港利用に比べて乗車時間も短いので冬におすすめ。羽田空港からはANAの他に少し安いJAL・AIR DOが利用可。

全国の空港 →（ANA/JAL/AIR DO）→ 旭川空港 →（約40分/620円／空港連絡バス）→ JR旭川駅 →（約3時間半/6,700円／JR特急サロベツ稚内）→ JR豊富駅 →（約10分/330円／沿岸バス or ホテル無料送迎）→ 豊富温泉

※JR豊富駅からの送迎については各宿泊施設にご確認ください。
※情報は2016年12月現在のものです。予算や時間は、予約・運航時期などにより異なりますので、ひとつの目安とお考えください。

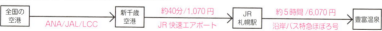

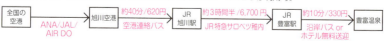

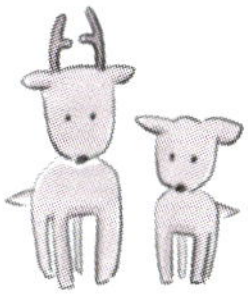

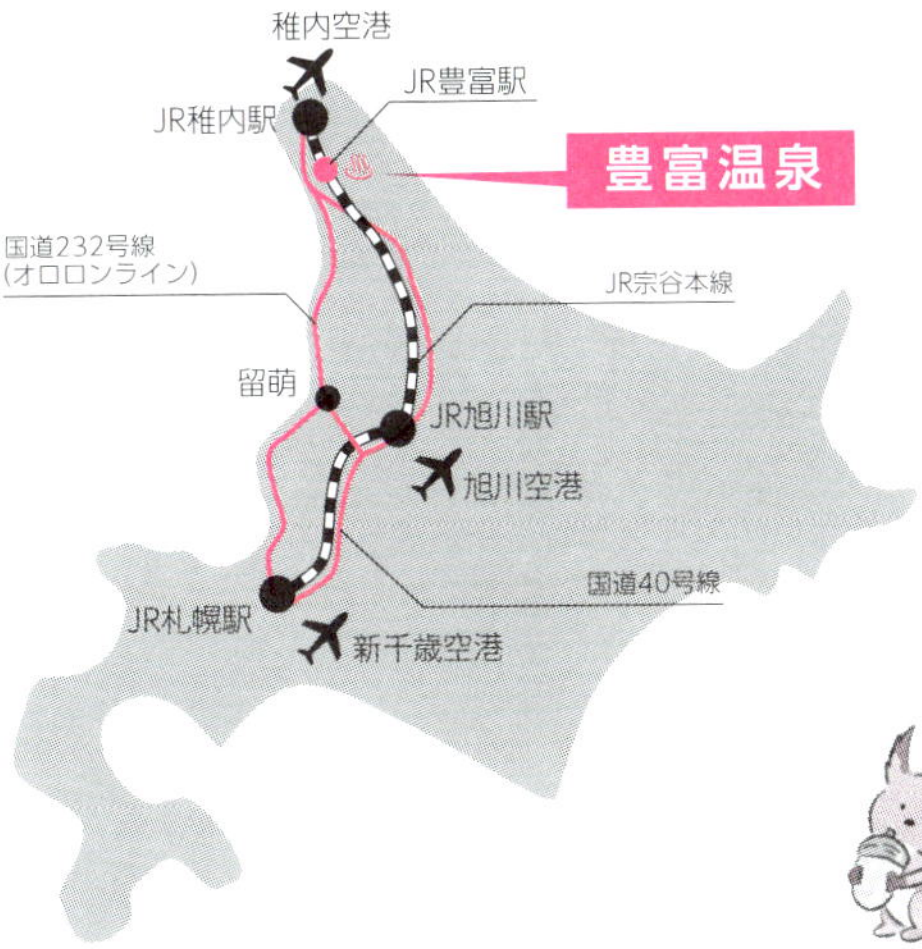

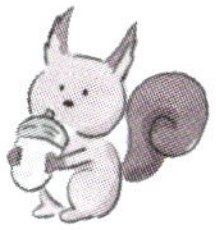

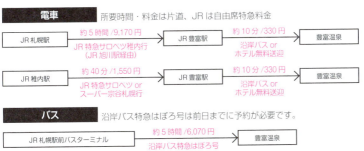

【道内各地から】

電車

所要時間・料金は片道、JR は自由席特急料金

JR 札幌駅 → 約 5 時間 /9,170 円　JR 特急サロベツ稚内行（JR 旭川駅経由） → JR 豊富駅 → 約 10 分 /330 円　沿岸バス or ホテル無料送迎 → 豊富温泉

JR 稚内駅 → 約 40 分 /1,550 円　JR 特急サロベツ or スーパー宗谷札幌行 → JR 豊富駅 → 約 10 分 /330 円　沿岸バス or ホテル無料送迎 → 豊富温泉

バス

沿岸バス特急はぼろ号は前日までに予約が必要です。

JR 札幌駅前バスターミナル → 約 5 時間 /6,070 円　沿岸バス特急はぼろ号 → 豊富温泉

<特急はぼろ号のご予約お問い合わせ>☎ 011-232-3366　JR 札幌駅前バスターミナル（8:00 ～ 18:00）
沿岸バス HP　http://www.engan-bus.co.jp/

車

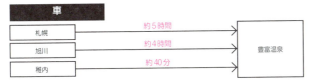

札幌 → 約 5 時間 → 豊富温泉
旭川 → 約 4 時間 → 豊富温泉
稚内 → 約 40 分 → 豊富温泉

はじめての方には「湯治体験バスツアー」がおすすめ！

JR 札幌駅発のバスツアーを定期的に開催しています。JR 札幌駅から豊富温泉までスタッフがご案内します。ツアーの開催時期や料金など詳細はコンシェルジュ・デスクまで。➡P.133

混む時期っていつなの？

豊富温泉は GW とお盆休み前後（8 月半ば）が来客のピークです。また観光のハイシーズン 6 ～ 9 月は観光客も多く、混雑する時期になります。GW やお盆休みにお越しの方は、早めのご予約をおすすめします。

航空券のお得な取り方

❶早めの予約で航空券が最大 80% OFF に！
❷早めに計画を立てられない方は予約変更可能な株主優待の航空券で約 50% OFF ！
❸ LCC（格安航空会社）なら成田～新千歳が最安 4 千円のときも！
❹湯治と航空券のパックならお得で手続きも簡単！

「あとがき」にかえて　～「豊富温泉湯治ブック製作委員会」プロフィール＆一言メッセージ

＊あいうえお順

青山ぱふこ（あおやま・ぱふこ）

担当●4コママンガ「豊富温泉あるある！」

愛知県在住。実際にあるお話を元に、マンガを描かせていただきました。豊富温泉の、和気あいあいとした楽しい雰囲気を伝えられたら嬉しいです♪　この本がたくさんの人の救いになりますように。

安藤直子（あんどう・なおこ）

担当●はじめに、巻頭マンガの主人公、2章

アトピーフリーコム・スタッフ。いまだにアトピーには悩まされますが、年に数回の湯治で日常生活をキープ。豊富温泉仲間で本が作れて、温泉の新たな魅力も発見できました！　みんなに感謝!!

奥村　歩（おくむら・あゆみ）

担当●3章

利尻富士オタクの温泉コンシェルジュです。湯治に来られるお客様に温泉だけでなく、豊富町の魅力を知っていただけるよう日々発信しています。この本を手にした方に、豊富温泉の持つ癒しの力が伝染しますように。豊富町の魅力：天然のプラネタリウム、雄大な景色

尾﨑　滋（おざき・しげる）

担当●1章、3章

2011年にアトピー湯治をきっかけに静岡から移住し、現在は温泉コンシェルジュとして案内・広報を担当しています。アトピーや乾癬だからって諦めなくていいんですよ！「ミライノトウジ」で青春を取り戻せ！ 元気があれば何でもできる！ 健康が一番！ 待ってます！

北川直実（きたがわ・なおみ）

担当●企画・編集

フリー編集者。8年前に安藤直子さんと『アトピー性皮膚炎患者1000人の証言』を作ったご縁で、ついに豊富温泉へ。悩み苦しんで、ようやくたどり着いた患者さんたちが、温泉で蘇り、過疎の町を再生させようと奮闘していました。筋書きのないドラマは続きます。町と温泉と彼らのミライにグッドラック！

齋藤真由美（さいとう・まゆみ）

担当●1章、2章、3章

ふれあいセンター健康相談員。片田舎の温泉場にもかかわらず、お客様やスタッフなどの若者たちに囲まれ、自然と若さを保てる毎日に感謝。多くの方々の手で唯一無二の書籍ができたこと、そこに携われたことを本当に幸せに思います。みんなの想いがぎゅーっと詰まった宝物をぜひご一読ください。

髙木秀一（たかぎ・ひでかず）

担当●1章、3章

湯治がきっかけで豊富を知り、面白い仕事が出来そうだ、と2015年に埼玉から移住。現在は温泉振興や観光業務を担当しています。湯治に来られるみなさん、温泉だけではなく、ぜひ積極的に外にも出かけましょう！　さらなる回復につながりますよ～^^

玉井康代（たまい・みちよ）

担当●3章

みんなのあったかい想いと豊富愛を感じながら〝健康相談員とアトピー患者のハーフ＆ハーフ〟を強みとして働こうと実践中。豊富にやって来て、えいっと行動してみることが大事だなと実感しています。立ち止まって悩んでいる方、何かやりたいことがあったら挑戦してみてほしいです。

中島まなみ（なかしま・まなみ）

担当●3章

2014年に愛知県から移住。豊富温泉で健康運動指導士としてヨガ教室を担当しています。私にとって豊富温泉は『雨宿り』の場所――大雨をしのいで一息ついて、さあこれからどうしようか？と、骨休みしながら、じっくり考えられるところです。本を手にとって興味がわいた方はぜひお越しくださいね！

林　明日美（はやし・あすみ）

担当●巻頭マンガ、イラスト、3章

広島出身。2014年より夫のアトピー治療のため豊富温泉へ夫婦で移住。ふだんはグラフィックデザイナーとして仕事していますが、今回はマンガに初挑戦！ 思っていたより10倍むずかしかった。好きなドライブコース：宗谷丘陵、大規模草地

編著者プロフィール

安藤直子（あんどう・なおこ）

1964年東京に生まれる。東洋大学理工学部応用化学科教授。専門は食品毒性学。思春期より軽いアトピーにステロイド外用剤を塗布、悪化の一途をたどることになり、2003年に薬物治療をやめることを決意。05年8月にはじめて豊富温泉に訪れ、劇的な寛解を経験する。同年10月にアトピーの患者団体「アトピーフリーコム」に参加（07～10年まで代表）。06年「高木仁三郎市民科学基金」の研究助成を受け、ステロイド外用剤を中心とする標準治療の場から外れた成人を主とするアトピー患者1000人からの実態調査を行う。08年には、その結果をまとめた『アトピー性皮膚炎患者1000人の証言』（子どもの未来社刊）を出版。同年より北海道・豊富温泉にて「アトピーフォーラム」の開催に関わってきた。

イラスト●林 明日美
デザイン●大石千佳子
企画・編集●北川直実（オフィスＹ＆Ｋ）

豊富温泉　ミライノトウジへ行こう！
――アトピー・乾癬《かんせん》を癒す日本最北の温泉郷

発行日　2017年2月25日　初版第1刷印刷
　　　　2017年2月25日　初版第1刷発行

編著者●安藤直子／豊富温泉湯治ブック製作委員会
発行者●奥川隆
発行所●子どもの未来社
〒113-0033　東京都文京区本郷3丁目26-1 本郷宮田ビル4F
Tel：03-3830-0027　Fax：03-3830-0028
E-mail：co-mirai@f8.dion.ne.jp
HP：http://www.ab.auone-net.jp/~co-mirai/
印刷・製本●中央精版印刷株式会社

ISBN 978-4-86412-118-7　C0047　振替 00150-1-553485

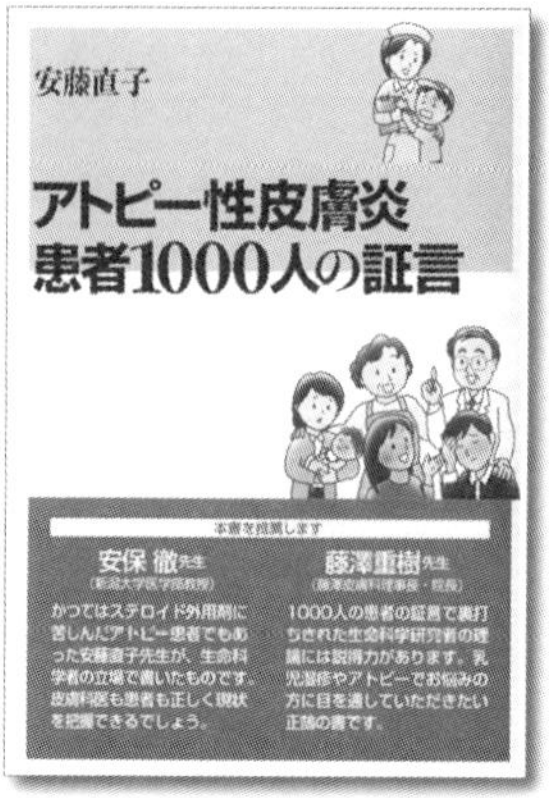

アトピー性皮膚炎 患者1000人の証言

安藤直子 / 著　A5 判　224 頁　本体：1600 円＋税

本書を推薦します：安保 徹先生　藤沢重樹先生

あなたはステロイドが効かなくなってきたら、どうしますか？

ステロイド外用剤を中心とする、標準治療の場から外れたアトピー患者の患者による患者のための日本初の本格的実態調査。ステロイド離脱成功の秘訣を探る！

ステロイドに NO！を 赤ちゃん・子どものアトピー治療

佐藤健二　佐藤美津子 / 著

A5 判　156 頁　本体：1500 円＋税

赤ちゃん、子どもの湿疹にステロイドも保湿剤も使わず、普通に生活できるまで回復する新しい治療法を体系的に述べイラストで分かりやすく紹介。要点を Q&A でまとめました。

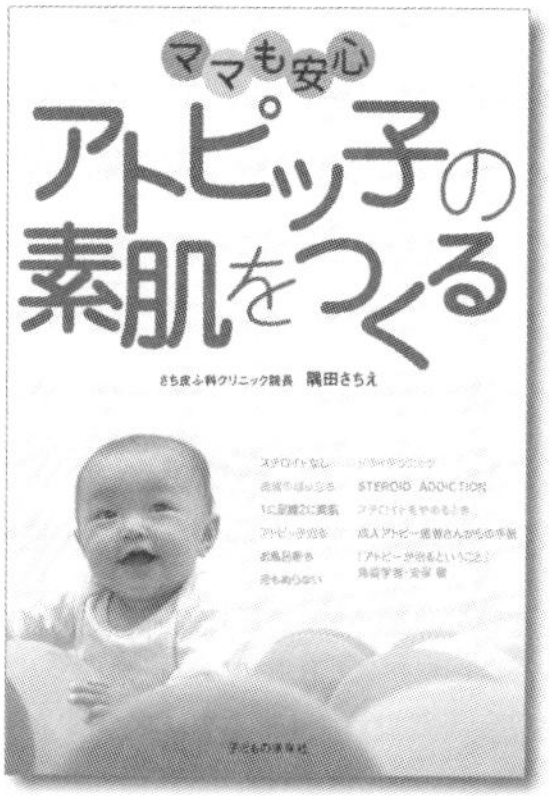

ママも安心 アトピッ子の素肌をつくる

さち皮ふ科クリニック院長　隅田さちえ / 著

A4 判　64 頁　本体：1000 円＋税

赤ちゃんの皮膚のトラブルを防ぎ、素肌をいきいきと健康に育てる秘訣を公開！

乳児治療の食事、重症化を防ぐ工夫、子どものアトピーに悩む親の体験談、ママ・パパへのメッセージ、ステロイド外用薬一覧、安保 徹先生の「アトピーが治るということ」などをオールカラーで紹介。

子どもの未来社　〒113-0033 東京都文京区本郷 3 丁目 26-1 本郷宮田ビル 4F
電話 03（3830）0027　FAX 03（3830）0028　co-mirai@f8.dion.ne.jp